SOCIÉTÉ FRANCOPHONE D'URGENCES MÉDICALES

Congrès d'avril 1998

COURS SUPÉRIEURS D'URGENCE

1998

Arnette

ARNETTE
INITIATIVES SANTÉ
BP 60
26, avenue de l'Europe
78141 Vélizy-Villacoublay cedex

ISBN : 2-7184-0938-X

SOCIÉTÉ FRANCOPHONE D'URGENCES MÉDICALES 1998

Conseil d'administration

Commission scientifique

LISTE DES AUTEURS

1. Les pyélonéphrites compliquées et non compliquées aux Urgences

Pr D. BARON. CHR Hôtel Dieu, Place Alexis-Ricordeau, 44093 NANTES cedex 1, Tél : 02 40 08 73 20

Dr D. ELKHARRAT. SAU, Hôpital Lariboisière, 75475 PARIS cedex 10, Tél : 01 49 95 83 15

Dr B. LE CHEVALIER. Service d'Accueil et d'Urgences, CHU Caen, Avenue Côte-de-Nacre, 14033 CAEN cedex

2. Les Urgences chirurgicales et traumatologiques de l'enfant

Dr B. DOHIN. Chirurgie orthopédique et traumatologique, Centre Hospitalier Le Mans, 194, avenue Rubillard, 72037 LE MANS cedex, Tél : 02 43 43 43 22

Dr A. SOULIÉ. Service de chirurgie pédiatrique, CHU Angers, 4, rue Larrey, 49033 ANGERS cedex 01

Dr M. CHAPUIS. Service de chirurgie infantile, CH de Rennes, 35033 RENNES cedex

Dr B. DE COURTIVRON. Service de chirurgie pédiatrique, CHRU de Tours, 2, boulevard Tonnelé, 37044 TOURS cedex

3. La ventilation non invasive aux urgences

Pr C. CHOPIN. Service de Réanimation polyvalente, Hôpital Roger Salengro, CHRU de Lille, 59037 LILLE cedex

Dr P. BEURET. Centre Hospitalier de Roanne, 28, rue de Charlieu, BP 511, 43328 ROANNE cedex, Tél : 04 77 44 31 08

Dr F. BART. Service de Pneumologie, Centre Hospitalier de Bethune, 62400 BETHUNE

4. *Afflux massif de patients aux Urgences*

Mme G. TANGUY. Cadre Infirmier, Centre Hospitalier de Rennes, 35033 RENNES cedex

Dr G. JAVAUDIN. SAMU 2B, BASTIA, CH de Bastia, 20620 BASTIA, Tél : 04 95 33 15 15 (Cadre infirmier BASTIA)

Médecin Général L. CROCQ. 32, rue du Lycée, 92330 SCEAUX, Tél : 01 43 50 63 62

5. *Les accidents de travail du personnel des services d'Urgences*

Mme S. FEUERNSTEIN. Cadre Infirmier, Service des Urgences, Centre Hospitalier Annonay, Rue du Bon-Pasteur, 07103 ANNONAY cedex, Tél : 04 75 67 35 41

T. BARILLÈRE. SAU, Centre Hospitalier de Nantes, 44093 NANTES cedex

F. DESMYTTÈRE. Kinésithérapeute, Hôpital ERASME, 808, route de Lennick, B 1070 BRUXELLES

6. *Statut de l'assistant socio-éducatif et profils de poste*

Mme A. GRAZIANA. CHRU de Brest, Avenue Foch, 29200 BREST cedex, Tél : 02 98 34 79 14

Mme E. GEGHRE. Hôpital Saint-Roch, Rue Pierre-Dévoluy, 06000 NICE, Tél : 04 92 03 34 78

SOMMAIRE

4. Afflux massif de patients aux Urgences

Coordonnateur : D. Van Den Roost

5. Les accidents de travail du personnel des services d'Urgences

Coordonnateur : S. Feuerstein

6. Statuts de l'assistant socioéducatif et profils de poste

Coordonnateur : M. Darley

1. Les pyélonéphrites compliquées et non compliquées aux Urgences

Coordonnateur :

D. Baron (Nantes)

CHAPITRE I

DÉFINITION ET CLASSIFICATION CLINIQUE DES PYÉLONÉPHRITES AIGUËS DE L'ADULTE DANS LE SERVICE D'URGENCES

P. Le Conte, M.-D. Touze, D. Baron

Les infections urinaires peuvent concerner le contenant : l'appareil urinaire, et le contenu : les urines. Les situations cliniques sont de symptomatologie et de gravité variables, allant de la simple bactériurie asymptomatique à la pyélonéphrite aiguë compliquée. Les pyélonéphrites aiguës associent une infection du contenu : la culture des urines est positive, et du contenant : le revêtement épithélial du tractus urinaire (urètre, vessie, uretère), le rein et les structures adjacentes (fascia périrénal, prostate, épididyme). La médullaire rénale est le siège de l'invasion bactérienne sous forme de micro-abcès, et d'une réaction inflammatoire précoce et maximale à la 48e heure, qui évolue pour son propre compte vers des lésions sclérosantes.

Une antibiothérapie précoce, probabiliste et rapidement efficace a pour but d'éradiquer l'invasion microbienne, d'éviter la confluence des micro-abcès, de stopper l'évolution de la réaction inflammatoire pour protéger l'avenir de la fonction rénale, de prévenir la dissémination métastatique.

Correspondance : Denis Baron, Service d'Accueil et d'Urgences, Centre hospitalier universitaire, 44093 Nantes Cedex 1.

La voie de contamination la plus fréquente est, sans conteste, la voie ascendante. L'origine en est la colonisation de la zone périurétrale par les germes uropathogènes de la flore fécale : entérobactéries à Gram négatif, essentiellement *Escherichia coli, Proteus*, et *Staphylococcus saprophyticus*. En l'absence d'intervention instrumentale, ils gagnent la vessie via le flux urinaire ou la muqueuse urétrale. L'infection invasive survient lorsque les micro-organismes s'attachent aux cellules uroépithéliales et s'y multiplient. La colonisation de la vessie donne lieu à l'apparition des signes de cystite. Son extension vers l'uretère et le parenchyme rénal réalise une pyélonéphrite aiguë. L'infection par voie hématogène au cours d'une septicémie est une éventualité rare. Les germes responsables sont avant tout *S. aureus* et les salmonelles. Les lésions se développent au niveau cortical.

L'infection urinaire est 50 fois plus fréquente chez la femme que chez l'homme, avec un pic entre 20 et 30 ans. Aux États-Unis, elle donne lieu à 7 millions de consultations par an et à 1 million d'hospitalisations par an. Les pyélonéphrites aiguës sont au nombre de 150 000/an [1, 2]. Elles représentent un taux d'hospitalisation de 8 à 10 pour 10 000 habitants [3]. Leur coût annuel est de plusieurs milliards de dollars. Elles sont majoritairement vues au cabinet du médecin généraliste et dans les services d'Urgences [4].

L'impact médicoéconomique des décisions prises par le médecin du service d'Urgences apparaît majeur. Il doit reconnaître la pyélonéphrite aiguë à partir des motifs de recours, évaluer le degré de gravité de la situation clinique, rassembler les arguments décisionnels permettant de justifier les examens complémentaires, le choix de l'antibiothérapie probabiliste et l'orientation du patient : retour à domicile ou lieu d'hospitalisation.

Motifs de recours

Le patient est admis au service d'Urgences pour :
- une lombalgie aiguë ou un syndrome abdominal aigu fébrile ;
- une hyperthermie isolée avec ou sans frissons, parfois résistante à une antibiothérapie ;
- un sepsis sevère ;
- chez la personne âgée, une chute, l'apparition récente d'une altération de l'état général, d'une perte de l'appétit ou de la mobilité, la décompensation d'une affection sous-jacente.

Diagnostic de la pyélonéphrite aiguë

Diagnostic clinique

Il doit associer :
- les signes d'infection urinaire basse (cystite). La cystite isolée est toujours apyrétique et ne s'associe à aucune douleur lombo-abdominale ;

– les signes d'infection invasive avec atteinte parenchymateuse : hyperthermie et douleur lomboabdominale.

Les signes fonctionnels urinaires : brûlures mictionnelles, mictions impérieuses, dysurie, pertes d'urines, urines troubles, apparaissent environ 3 jours avant l'admission. Ils sont absents chez 10 % des patientes (Tabl. I). La douleur lombaire ou abdominale apparaît à la même date, alors que l'élévation thermique est repérée par la patiente entre 1 et 2 jours après l'apparition de ces signes.

Tableau I – Caractéristiques cliniques de 118 patientes avec pyélonéphrite aiguë à leur admission dans un service d'Urgences [d'après Baron *et al.* 34].

Caractéristiques cliniques	n (%)
Signes fonctionnels urinaires	
– brûlures urinaires	45 (38)
– mictions impérieuses	59 (50)
– dysurie	37 (31)
– pertes urinaires	19 (16)
– urines troubles	63 (53)
– aucun signe associé à la douleur	14 (12)
– un seul signe associé à la douleur	46 (39)
– deux signes et plus associés à la douleur	58 (49)
Signes d'infection rénale	
– douleur lombaire	108 (92)
• unilatérale gauche	27 (23)
• unilatérale droite	55 (47)
• bilatérale	26 (22)
– douleur abdominale	71 (60)
– intensité de la douleur (0-10)	6 ± 1, 5
– distension abdominale, nausées, vomissements	23 (19)
– température (°C)	38,9 ± 0,7
Bandelettes urinaires	
– présence de leucocytes	115 (97)
– présence de nitrites	83 (71)
– présence de sang	84 (71)
Uroculture	
– *E. coli*	99 (84)
– autre germe ou deux germes	10 (8)
– stérile	9 (8)
Hémoculture positive	24 (20)

À l'admission (Tabl. I), la température se situe entre 38,5 °C et 39,5 °C. La douleur lombaire spontanée ou provoquée, y compris par la percussion de l'angle costovertébral, est présente chez 92 % des patientes. Elle est intense, cotée à 6 en moyenne sur une échelle numérique de 0 à 10. Chez 6 patientes sur 10, elle est diffuse à tout l'abdomen, la douleur lombaire ne pouvant être localisée chez 8 % des patientes. La palpation du point urétéral moyen est souvent sensible. Une distension abdominale avec nausées et/ou vomissements existe chez 20 % des patientes. Chez l'homme, une douleur hypogastrique, à type de pesanteur pelvienne, est en faveur d'une prostatite.

Jusqu'à 30 % des patientes vues dans un service d'Urgences pour une cystite aiguë ont une infection invasive du parenchyme rénal sans douleur. Si elles sont fébriles, si existent une pyurie et une bactériurie, elles doivent être considérées comme atteintes d'une pyélonéphrite aiguë à expression infraclinique. Les facteurs favorisant cette forme clinique sont : un traitement court d'une cystite, une grossesse, une pyélonéphrite aiguë ou plus de trois infections urinaires basses dans l'année précédente, un diabète, une transplantation rénale [5].

À l'admission, l'interrogatoire et l'examen clinique permettent de formuler une forte présomption clinique de pyélonéphrite aiguë.

Diagnostic de certitude

Il est obtenu par deux méthodes, dont la pertinence décisionnelle n'est pas de même niveau. Elles ont les mêmes exigences techniques de qualité pour minimiser leurs deux principaux écueils : la contamination et un traitement inadéquat du prélèvement. Un protocole doit être établi en commun avec le laboratoire de microbiologie. Les bases en sont : toilette périnéale et périméatique préalable sans antiseptique, urines fraîchement émises en milieu de jet, sans sondage. Les difficultés techniques d'un recueil de qualité peuvent conduire à pratiquer un sondage instantané, voire une ponction sus-pubienne.

Ces méthodes sont :

– les bandelettes urinaires multiréactives au lit du patient : la présomption diagnostique clinique sera d'autant plus forte que leur résultat est positif ;

– l'examen cytobactériologique des urines au laboratoire : il est l'examen de référence. La forte présomption clinique devient une certitude.

Deux critères sont nécessaires pour affirmer la pyélonéphrite aiguë :

– La mise en évidence d'une pyurie. Elle témoigne de la réaction de l'hôte à l'infection. La simple observation des urines est une approche. L'infection urinaire est rare chez un patient ayant des urines limpides. Par ordre de certitude croissante, son existence est confirmée par :

- le test à la leucocyte-estérase à la bandelette urinaire ;
- le comptage leucocytaire au laboratoire.

La pyurie est significative à partir de 10^4 leucocytes/ml d'urine (soit 10 leucocytes par mm^3). Cette valeur correspond au seuil de détermination de la bandelette.

– La mise en évidence d'une bactériurie. Par ordre de certitude croissante, son existence est confirmée par :

- le test de réduction des nitrites par la nitrate-réductase à la bandelette. Il est positif à partir de la présence de 10^5 germes/ml d'urine ;
- le comptage bactérien au laboratoire. Une bactériurie supérieure ou égale à 10^4 germes/ml d'urine est significative.

Les bandelettes multiréactives urinaires

Une bandelette est réalisée en premier lieu. Son utilisation suppose le respect des délais de péremption, des conditions de conservation et d'utilisation indiquées par le fabricant. À l'heure actuelle, seule la bandelette Multistix Uritest du laboratoire Ames a été utilisée dans les essais et peut être considérée comme validée. Aucune étude comparative n'a été conduite avec les autres bandelettes disponibles [6].

La présence de leucocytes est positive chez 97 % des patientes. En revanche, la réduction des nitrites n'est positive que chez 71 % d'entre elles (Tabl. I). Elle est prise en défaut lorsque les urines sont de pH acide, ont séjourné moins de quatre heures dans la vessie, lorsque les germes sont dépourvus de nitrate-réductase ou en nombre inférieur à 10^5/ml d'urine.

La négativité concomitante des deux tests a une valeur prédictive négative de 98 %, signifiant que si des antibiotiques n'ont pas été pris auparavant, le risque de méconnaître une pyélonéphrite aiguë n'est que de 2 %. Une autre affection à expression clinique urinaire doit alors être recherchée : appendicite aiguë pelvienne, infection gynécologique, sigmoïdite diverticulaire aiguë. Chez 71 % des patientes, une hématurie microscopique est détectée : elle n'a pas de valeur décisionnelle.

L'examen cytobactériologique des urines

Il est réalisé si la bandelette est positive ou si, malgré sa négativité, la présomption clinique de pyélonéphrite est maintenue. Les urines doivent être adressées au laboratoire pour mise en culture dans les 20 minutes suivant le prélèvement. En dehors des heures d'ouverture, le prélèvement peut être gardé au réfrigérateur (+ 4 °C). Un examen direct doit être obtenu en moins de 2 heures. Il renforce la présomption diagnostique obtenue par la bandelette en confirmant l'existence d'une pyurie significative et la présence de germes. Leur morphologie et leur coloration au Gram permettent de distinguer immédiatement les bacilles à Gram négatif des cocci à Gram positif, dont l'antibiothérapie probabiliste est différente. Vingt-quatre heures après la mise en culture, deux informations sont obtenues : la certitude de la bactérie responsable et son profil de sensibilité aux antibiotiques. L'absence de germes à l'examen direct ou une culture stérile ne permettent pas d'exclure le diagnostic si la patiente a pris un antibiotique avant leur réalisation.

Classification clinique des pyélonéphrites aiguës

Cette classification est décisionnelle pour :
- choisir les modalités de l'antibiothérapie ;
- poser les indications des examens complémentaires ;
- orienter le patient vers le lieu de soin adapté à sa situation clinique.

L'interrogatoire, en précisant les circonstances de survenue de la pyélonéphrite aiguë et les antécédents, et l'examen clinique permettent de différencier la pyélonéphrite simple de la pyélonéphrite compliquée [5-9].

Une pyélonéphrite aiguë est compliquée si l'un des critères suivants est retrouvé :

1) Un des signes cliniques de sepsis sévère [10], à rechercher dès la prise en charge initiale :
– hypotension artérielle, définie par une PA systolique inférieure à 90 mmHg, ou une baisse de 40 mmHg et plus de la PA systolique de base, en l'absence d'autre cause ;
– signes d'hypoperfusion : marbrures au niveau des genoux ou des extrémités ; oligurie, définie par un débit urinaire inférieur à 0,5 ml/kg pendant au moins une heure ; troubles récents des fonctions supérieures (agitation, confusion) ;
– signes de dysfonction d'organe : fréquence respiratoire supérieure à 25/min ; saturation capillaire en oxygène inférieure à 95 %, imposant une oxygénothérapie pour la normaliser ; ictère ; saignement aux points de piqûre, hématomes cutanés, purpura ; hémorragie digestive.

La présence de l'un de ces signes et la persistance de l'hypotension artérielle malgré une expansion volémique adéquate, corrigée ou non par le recours aux amines vasopressives, définissent le choc septique.

2) Une anomalie fonctionnelle ou structurelle du tractus urinaire : antécédent d'uropathie malformative, de reflux urétérovésical ou de lithiase urétérorénale ; histoire clinique compatible avec des douleurs lombaires évoquant une colique néphrétique ; sondage urinaire dans le mois précédent ou exploration urologique à visée diagnostique ou thérapeutique dans les 48 heures précédentes ; incontinence urinaire ou résidu postmictionnel sur obstacle cervicoprostatique, maladie neurologique ou pathologie tumorale locale ou régionale ; insuffisance rénale chronique ; transplantation rénale.

3) Une pyélonéphrite aiguë, considérée lors de la prise en charge initiale comme simple mais dont l'évolution est compliquée, car :
– le syndrome infectieux et douloureux persiste au-delà de la 72e heure d'antibiothérapie ;
– dans l'année précédente, une pyélonéphrite aiguë ou plus de deux infections urinaires basses sont survenues.

4) Une altération des mécanismes généraux de défense contre l'infection définis par : une leucopénie inférieure ou égale à 1 000 leucocytes/mm^3 ; une séropositivité connue à VIH ; un traitement immunosuppresseur : chimiothérapie antinéoplasique, corticothérapie à la dose de 5 mg/j ou plus de prednisone depuis plus de 6 mois ; greffe d'organe ; drépanocytose.

5) Une pathologie sous-jacente avec traitement médicamenteux continu, décompensée ou susceptible de se décompenser, nécessitant, du fait de l'infection, un ajustement thérapeutique : diabète, pathologie cardiaque, bronchopulmonaire ou hépatique.

6) Un séjour hospitalier dans le mois précédent, en raison du risque d'une entérobactérie responsable, autre qu'*E. coli* ou résistante. L'infection du haut appareil urinaire doit être assimilée à une infection nosocomiale.

7) Une personne de sexe masculin, une prostatite étant en pratique toujours associée.

8) Une grossesse en cours.

L'absence de ces critères définit la pyélonéphrite aiguë simple.

Principes de la prise en charge de la pyélonéphrite aiguë simple

Un examen complémentaire n'est justifié que s'il a un impact sur la décision diagnostique, la stratégie thérapeutique et la décision d'orientation. Dans la pyélonéphrite aiguë simple, seul l'examen cytobactériologique des urines répond à ces exigences. L'existence d'une glycosurie à la bandelette impose une glycémie. Pour apprécier le retentissement de l'infection sur la fonction rénale, une créatininémie apparaît justifiée.

Tous les autres examens ont été remis en cause, car ils n'ont aucun impact décisionnel lors de la prise en charge initiale. La vitesse de sédimentation et la C réactive-protéine évoluent parallèlement à la courbe thermique [11]. Les hémocultures sont positives chez 20 % des patientes, mais la bactérie retrouvée est la même que dans les urines et cette positivité ne modifie pas les décisions initiales [12].

Les recommandations de l'ANDEM [6] et d'une conférence de consensus [13] définissent une imagerie minimale : une radiographie de l'abdomen sans préparation et une échographie abdominopelvienne. Leur utilité décisionnelle n'a pu être démontrée [5, 14, 15], comme celle de la tomodensitométrie rénale [16].

La surveillance de l'évolution d'une pyélonéphrite aiguë est clinique. Elle repose sur la courbe thermique et la douleur. En moins de 4 jours, ces signes doivent s'être amendés [17]. Leur persistance au-delà de 3 à 4 jours traduit une pyélonéphrite à évolution compliquée : lithiase méconnue lors du bilan clinique initial, abcès rénal ou périrénal. Elle justifie le recours à l'imagerie [15, 17].

Le choix de l'antibiothérapie est une monothérapie [18] en première intention, par une fluoroquinolone orale (ofloxacine, ciprofloxacine), auxquelles les entérobactéries communautaires responsables des pyélonéphrites aiguës simples (*E. coli, proteus*) restent encore régulièrement sensibles [19]. La présence de signes digestifs justifie le recours à la voie parentérale. Après 1 à 2 doses unitaires, le passage à la voie orale est possible.

Si les conditions d'un retour à domicile ne sont pas réunies (signes digestifs, environnement médicosocial défaillant...), une hospitalisation dans l'unité d'hospitalisation de courte durée du service d'Urgences est justifiée [20, 21].

Principes de la prise en charge de la pyélonéphrite aiguë compliquée

La présence de l'un des signes de sepsis sévère impose une radiographie pulmonaire (œdème lésionnel) et un bilan biologique : taux de lactates, bilan gazeux artériel, créatininémie, taux de plaquettes, recherche d'une leucopénie inférieure à 4 000. Sepsis sévère et choc septique imposent le transfert immédiat en Réanimation.

L'existence d'anomalies fonctionnelles ou structurelles du tractus urinaire nécessite une collaboration avec le consultant urologue pour définir la stratégie des examens d'imagerie utiles à la décision thérapeutique immédiate, ou différée et d'hospitalisation.

En présence d'un échec d'une antibiothérapie prescrite lors de la prise en charge initiale, deux causes doivent être envisagées, selon que l'antibiothérapie probabiliste est adaptée ou non. L'antibiothérapie peut être inadaptée dans sa posologie : elle doit être vérifiée. Elle peut l'être dans son choix. Quarante p. cent des colibacilles sont actuellement résistants à l'amoxicilline et 30 % à l'association amoxicilline-acide clavulanique [13]. Dix à 15 % le sont au cotrimoxazole [5, 6]. La souche responsable et sa sensibilité doivent être révisées par la lecture des résultats de l'uroculture initiale. Malgré la stabilité de la sensibilité du colibacille aux fluoroquinolones, la vigilance s'impose. En Espagne, une corrélation significative (R = 0,974) a été retrouvée entre l'incidence de colibacilles communautaires résistants et la consommation ambulatoire de fluoroquinolones, même par voie orale et pour une courte durée [22]. En France, en milieu hospitalier, la prescription d'une fluoroquinolone dans les trois mois précédents est le seul facteur prédictif indépendant responsable de l'émergence de *E. coli* résistants aux fluoroquinolones [23].

Si l'antibiothérapie initiale est adaptée, le diagnostic est celui de pyélonéphrite à évolution compliquée. L'imagerie sera ciblée en fonction de l'hypothèse diagnostique la plus vraisemblable pour définir avec l'urologue la stratégie thérapeutique et l'orientation.

En présence d'une grossesse de moins de 24 semaines, la recommandation d'hospitalisation a été récemment revue. En effet, en l'absence de tout signe de pyélonéphrite compliquée, une évolution favorable identique est obtenue, que la patiente soit traitée à l'hôpital ou à domicile [24, 25].

L'antibiothérapie probabiliste est une céphalosporine de troisième génération ou une fluoroquinolone injectable si un bacille à Gram négatif a été mis en évidence à l'examen direct, ou la vancomycine s'il s'agit d'un cocci à Gram positif. Si une bithérapie est indiquée, un aminoglycoside sera associé les 3 à 5 premiers jours de traitement.

En dehors de la pyélonéphrite aiguë par posologie inadaptée et de la femme enceinte de moins de 24 semaines, une hospitalisation est justifiée.

La pyélonéphrite aiguë de la personne âgée

L'infection urinaire est la première cause d'infection de la personne âgée et la plus caractéristique par son atypie sémiologique avec absence des signes locaux [26]. Cette atypie peut être responsable d'un retard diagnostique.

Les facteurs favorisants sont, chez l'homme, l'hypertrophie prostatique, et, dans les deux sexes, des facteurs locaux : modifications de la physiologie vésicale ou de la statique pelvienne avec augmentation du résidu vésical, source d'incontinence urinaire et fécale ; ou des facteurs généraux : alitement, déshydratation, troubles des fonctions cognitives, diabète, médicaments cholinergiques favorisant la rétention urinaire et les fécalomes.

La réponse fébrile à l'agression infectieuse est émoussée ou retardée chez les personnes âgées. L'obtention du maximum thermique peut prendre jusqu'à 9 minutes. La réponse thermique peut être retardée de plus de 12 heures après le début des signes généraux, apparaître dans les 24 heures qui suivent l'admission ou n'être saisie que par une prise systématique toutes les 6 heures de la température. Dix p. cent des infections certaines sont apyrétiques. Le risque d'être apyrétique s'élève avec l'âge. Un tiers des patients infectés âgés de 90 à 99 ans sont apyrétiques [27].

Les signes fonctionnels urinaires sont absents chez la majorité des patients, intermittents ou réduits à la survenue d'une incontinence, signe le plus fréquent. Leur présence peut être due aux seules anomalies pelviennes et de la fonction urinaire. Si la personne âgée est déjà incontinente, l'augmentation des pertes urinaires, la survenue d'une constipation ou d'une diarrhée ou de douleurs abdominales ont valeur d'orientation.

L'invasion bactérienne du parenchyme rénal se réduit chez 20 % des patients à des signes pulmonaires ou abdominaux tels que nausées, vomissements, douleur abdominale. La douleur lombaire est retrouvée chez 50 % des patients. Chez l'homme, la présence d'une prostatite ou d'une épididymite sont décisionnelles pour affirmer l'infection.

L'expression clinique dominante peut être :
– des signes généraux : sensation de malaise, asthénie, refus d'alimentation, modification de l'activité quotidienne avec immobilité, instabilité à la marche et chutes ;
– des signes de décompensation bruyante d'un organe atteint d'affection chronique, situé à distance d'un foyer infectieux urinaire apparemment silencieux ;
– une diminution des fonctions cognitives ou un syndrome confusionnel.

Pour affirmer l'infection urinaire, il faut une pyurie et une bactériurie. Leur mise en évidence par la bandelette urinaire et l'examen cytobactériologique des urines doit être interprétée avec le niveau de probabilité clinique et le sexe, *a fortiori* si le patient est porteur d'une sonde urinaire à demeure ou est institutionnalisé.
– L'absence de pyurie est bien corrélée à l'absence de bactériurie. Mais 40 % des femmes avec pyurie ne sont pas bactériuriques [28]. Sa présence chez l'homme est fortement prédictive d'une bactériurie.
– Chez la femme, l'incidence d'une bactériurie sans infection est de 20 % à 65-70 ans et de 23 à 50 % après 80 ans, alors que chez l'homme, elle est respectivement de 3 et 20 %. Chez le patient institutionnalisé, l'incidence est plus élevée, la bactériurie étant acquise en quelques jours [29].
– La positivité des zones nitrites et leucocytes à la bandelette urinaire a donc une valeur prédictive plus faible que chez l'adulte plus jeune. En revanche, leur négativité concomitante a une valeur prédictive négative de 95 %. Les valeurs significatives de la leucocyturie sont identiques à celles retenues pour l'adulte plus jeune. Un seuil plus bas de bactériurie, entre 10^2 et 10^5 germes/ml, est maintenant admis [30].

En résumé, chez le patient âgé, les signes fonctionnels urinaires et abdominaux, l'élévation thermique, la positivité de la bandelette urinaire ont un niveau de probabilité clinique de pyélonéphrite aiguë plus faible que chez l'adulte plus jeune. Bactériurie et infection ne sont pas nécessairement liées [31]. Une leucocytose supérieure à 14 000/mm^3 accroît la probabilité d'identifier une infection [27].

Les critères cliniques validés chez l'adulte d'âge inférieur à 65 ans pour différencier la pyélonéphrite aiguë simple de la pyélonéphrite aiguë compliquée apparaissent pertinents. Une température supérieure ou égale à 39,4 °C, une fréquence respiratoire ou cardiaque respectivement à 30 et 120 ou plus, une leucocytose supérieure à 11 000 sont des critères cliniques prédictifs indépendants d'infection sévère. Cependant, chez la moitié des patients, aucun de ces critères n'existe [32]. Leur présence constitue une indication de l'hospitalisation.

La place de l'imagerie n'a pas été spécifiquement évaluée. La même attitude que chez l'adulte d'âge inférieur à 65 ans est suggérée. L'absence d'amélioration clinique à la 72e heure d'une antibiothérapie adaptée et à doses adéquates doit conduire à éliminer, surtout chez l'homme, une uropathie obstructive et, dans les deux sexes, un abcès rénal ou périrénal. Une histoire d'infections urinaires récidivantes est une indication d'ultrasonographie et, secondairement, d'exploration urodynamique, pour mettre en évidence un résidu postmictionnel [26].

Chez le patient ambulatoire, les germes responsables sont très proches de ceux rencontrés chez les patients plus jeunes. Les bases de l'antibiothérapie doivent être les mêmes. Si le patient vient d'un centre de convalescence ou de long séjour, *a fortiori* s'il est porteur d'une sonde vésicale, les bactéries responsables sont plus proches des bactéries hospitalières dont *S. aureus* et les entérocoques [33]. Si la coloration de Gram révèle un bacille à Gram négatif, une céphalosporine de troisième génération ou la ciprofloxacine sont le choix initial. Si elle révèle un cocci à Gram positif, la vancomycine sera choisie. La connaissance d'un risque de bactérie multirésistante impose l'association à un aminoglycoside.

Les critères de décision d'hospitalisation sont identiques à ceux de l'adulte plus jeune. L'orientation vers l'unité d'hospitalisation de courte durée du service d'Urgences permet certes d'évaluer l'efficacité du traitement, mais aussi d'activer les réseaux ambulatoires de prise en charge temporaire à domicile.

BIBLIOGRAPHIE

[1] Patton JP, Nash DB, Abrutyn E. Urinary tract infection : economic considerations. Med Clin North Am 1991 ; 75 : 495-513.

[2] Stamm WE, Hooton TM. Management of urinary tract infections in adults. N Engl J Med 1993 ; 329 : 1328-1334.

[3] Nicolle LE, Friesen D, Harding GK *et al.* Hospitalization for acute pyelonephritis in Manitoba, Canada, during the period from 1989 to 1992 : impact of diabetes, pregnancy and aboriginal origin. Clin Infect Dis 1996 ; 22 : 1051-1056.

[4] Talan DA. Infectious disease issues in the emergency department. Clin Infect Dis 1996 ; 23 : 1-14.

[5] Bergeron MG. Treatment of pyelonephritis in adults. Med Clin North Am 1995 ; 79 : 619-649.
[6] Andem. Recommandations et références médicales. Cystites et pyélonéphrites aiguës simples de la femme de 15 à 65 ans, en dehors de la grossesse. Conc Med 1996 ; 39 (Suppl au n° 40) : 26-42.
[7] Rubin RH, Shapiro ED, Andriole VT *et al.* Evaluation of new anti-infective drugs for the treatment of urinary tract infection. Clin Infect Dis 1992 ; 15 (Suppl 1) : S216-S227.
[8] Kunin CM. Guidelines for the evaluation of new anti-infective drugs for the treatment of urinary tract infection : additional considerations. Clin Infect Dis 1992 ; 15 : 1041-1044.
[9] Kunin CM. Urinary tract infections in females. Clin Infect Dis 1994 ; 18 : 1-12.
[10] Bone RC, Balk RA, Cerra FB *et al.* ACCP/SCCM consensus conference : definitions for sepsis and organ failure and guidelines for the use of innovative therapies in sepsis. Chest 1992 ; 101 : 1644-1655.
[11] De Man P, Jodal U, Svanborg C. Dependence among host response parameters used to diagnose urinary tract infection. J Infect Dis 1991 ; 163 : 331-335.
[12] Thanassi M. Utility of urine and blood cultures in pyelonephritis. Acad Emerg Med 1997 ; 4 : 797-800.
[13] Conférence de consensus de la Société de pathologie infectieuse de langue française. Quel traitement et quelle durée de traitement dans une pyélonéphrite aiguë ? Med Mal Infect 1991 ; 21 : 72-78.
[14] Johnson JR, Stamm WE. Urinary tract infections in women : diagnosis and treatment. Ann Intern Med 1989 ; 111 : 906-917.
[15] Johnson JR, Vincent LM, Wang K *et al.* Renal ultrasonographic correlates of acute pyelonephritis. Clin Infect Dis 1992 ; 14 : 15-22.
[16] Huang JJ, Sung JM, Chen KW *et al.* Acute bacterial nephritis : a clinicoradiologic correlation based on computed tomography. Am J Med 1992 ; 93 : 289-298.
[17] Behr MA, Drummond R, Libman MD *et al.* Fever duration in hospitalized acute pyelonephritis patients. Am J Med 1996 ; 101 : 277-280.
[18] Pinson AG, Philbrick JT, Lindbeck GH *et al.* Oral antibiotic therapy for acute pyelonephritis : a methodologic review of the literature. J Gen Intern Med 1992 ; 7 : 544-553.
[19] Weber P, Plaisance JJ, Mancy C. Lack of increase in resistance to quinolones in general practice isolates of *Escherichia coli*. J Antimicrob Chemother 1994 ; 34 : 187-188.
[20] Ward G, Jorden RC, Severance HW. Treatment of pyelonephritis in an observation unit. Ann Emerg Med 1991 ; 20 : 258-261.
[21] Elkharrat D, Le Corre A, Raskine L *et al.* Pyélonéphrite aiguë : quand décider un traitement ambulatoire ? Rev Prat Med Gen 1997 ; 11 : 11-15.
[22] Pena C, Albareda JM, Pallares R *et al.* Relationship between quinolone use and emergence of ciprofloxacine-resistant *Escherichia coli* in bloodstream infections. Antimicrob Agents Chemother 1995 ; 39 : 520-524.
[23] Richard P, Delangle MH, Merrien D *et al.* Fluoroquinolone use and fluoroquinolone resistance : is there an association ? Clin Infect Dis 1994 ; 19 : 54-59.
[24] Angel JL, O'Brien WF, Finan MA *et al.* Acute pyelonephritis in pregnancy : a prospective study of oral *versus* intravenous antibiotic therapy. Obstet Gynecol 1990 ; 76 : 28-32.
[25] Millar LK, Wing DA, Paul RH *et al.* Outpatient treatment of pyelonephritis in pregnancy : a randomized controlled trial. Obstet Gynecol 1995 ; 86 : 560-564.
[26] Baldassarre JS, Kaye D. Special problems of urinary infection in the elderly. Med Clin N Am 1991 ; 75 : 375-390.
[27] Wasserman M, Levinstein M, Keller E *et al.* Utility of fever, white blood cells, and differential count in predicting bacterial infections in the elderly. J Am Geriatr Soc 1989 ; 37 : 537-543.
[28] Boscia JA, Abrutyn E, Levison ME *et al.* Pyuria and asymptomatic bacteriuria in elderly ambulatory women. Ann Intern Med 1989 ; 110 : 404-405.
[29] Abrutyn E, Mossey J, Levison M *et al.* Epidemiology of asymptomatic bacteriuria in elderly women. J Am Geriatr Soc 1991 ; 39 : 388-393.
[30] Clague J, Horan M. Urine culture in the elderly : scientifically doubtful and practically useless ? Lancet 1996 ; 344 : 1035-1036.
[31] Boscia JA, Kobasa WD, Abrutyn E. Lack of association between bacteriuria and symptoms in the elderly. Am J Med 1986 ; 81 : 979-982.

[32] Marco CA, Schoenfeld CN, Hansen KN *et al.* Fever in geriatric emergency patients : clinical features associated with serious illness. Ann Emerg Med 1995 ; 26 : 18-24.
[33] Crossley KB, Peterson PK. Infections in the elderly. Clin Infect Dis 1996 ; 22 : 209-215.
[34] Baron D, Potel G, Simon N *et al.* Pyélonéphrites aiguës non compliquées de la femme : mono ou biantibiothérapie ? 11es journées de la Société francophone d'Urgences médicales. Grenoble : 24-26 avril 1996. Rean Urg 1996 ; 5 : 129.

DIAGNOSTIC, TRAITEMENT ET ORIENTATION, AUX URGENCES, DE LA PYÉLONÉPHRITE AIGUË NON COMPLIQUÉE

D. Elkharrat*, F. Benhamou*, M. Boudiaf**, E. Mathieu*, L. Raskine***, M.-J. Sanson-Le Pors***

L'infection urinaire, pathologie essentiellement féminine, est, en France, au deuxième rang des dépenses budgétaires consacrées aux maladies infectieuses. La pyélonéphrite aiguë représente 10 % à 14 % de l'ensemble des infections urinaires [1]. La pyélonéphrite aiguë communautaire, seule envisagée ici, est vue de façon prédominante au cabinet du médecin et dans les services d'Urgences [2], et est, dans sa variété féminine, d'évolution favorable dans plus de 80 % des cas. Pourtant, sa prise en charge traditionnelle consiste, d'une part, en une antibiothérapie administrée par voie parentérale, généralement double au début [3], et, d'autre part, en une hospitalisation. Pour un groupe de 10 000 habitants, 8 à 10 hospitalisations seraient motivées par la pyélonéphrite aiguë, non compliquée dans 50 % de ces cas [4, 5]. Il a été

* Service des Urgences, Hôpital Lariboisière, 2, rue Ambroise-Paré, 75475 Paris Cedex 10.
** Service de Radiologie, Hôpital Lariboisière, 2, rue Ambroise-Paré, 75475 Paris Cedex 10.
*** Service de Bactériologie, Hôpital Lariboisière, 2, rue Ambroise-Paré, 75475 Paris Cedex 10.
Correspondance : David Elkharrat, Hôpital Lariboisière, 2, rue Ambroise-Paré, 75475 Paris Cedex 10.

récemment suggéré [1, 4] que le traitement ambulatoire par monothérapie orale ne comportait pas de risques pour les patients atteints de pyélonéphrite aiguë non compliquée, à condition qu'ils soient sélectionnés selon des critères bien définis [6, 7]. Des travaux prospectifs comparant l'efficacité et la tolérance du traitement ambulatoire par rapport à l'hospitalisation chez la femme non enceinte d'une part, au cours de la grossesse d'autre part, sont en cours [2, 8] ou achevés [9]. En attendant la synthèse de ces travaux, des études préliminaires [10] ont permis de souligner l'utilité de critères permettant d'identifier la pyélonéphrite aiguë non compliquée. Le présent travail a pour objectif de décrire la démarche à suivre pour reconnaître, traiter, puis orienter et surveiller les patients atteints de pyélonéphrite aiguë non compliquée, initialement vus dans un service d'Urgences.

Le diagnostic de la pyélonéphrite aiguë non compliquée

La pyélonéphrite aiguë se définit par une infection des urines associée à une infection du parenchyme rénal et/ou du bassinet. En attendant les résultats de l'examen cytobactériologique des urines (ECBU) et de l'antibiogramme, obtenus 48 à 72 heures après le prélèvement des urines, le diagnostic présomptif de pyélonéphrite aiguë (Tabl. I) repose sur deux ordres d'arguments.

Les arguments témoignant de l'infection urinaire

Outre les signes et symptômes urinaires : brûlures mictionnelles, pollakiurie, dysurie, mictions impérieuses, pesanteur pelvienne et/ou douleurs post-mictionnelles, plus ou moins associés et pratiquement toujours retrouvés par l'interrogatoire soigneux, la bandelette urinaire est un outil de grande valeur pour rattacher cette symptomatologie à une vraisemblable infection urinaire. La bandelette urinaire est considérée positive si la leucocyturie est supérieure ou égale à 15/mm^3 (ou 15 000/ml), plus ou moins associée à une nitriturie.

L'atteinte présumée du parenchyme et/ou du bassinet

Il n'existe aucun argument pathognomonique, qu'il soit clinique, radiologique ou biologique, de la pyélonéphrite aiguë. Les arguments en faveur du diagnostic sont indirects et le minimum indispensable est classiquement la présence de douleurs spontanées et/ou provoquées d'un ou des deux flancs, une fièvre supérieure ou égale à 38 °C, souvent associée à des frissons. La douleur provoquée est d'autant plus évocatrice qu'elle est retrouvée à l'angle costovertébral. Elle doit être recherchée chez un(e) patient(e) en décubitus dorsal, bien détendu(e), en glissant la main entre le flanc et le plan de la table, les doigts en crochet insérés à l'angle formé par la dernière côte et le rachis poussant de bas en haut. À ces signes indispensables au diagnostic de pyélonéphrite aiguë, s'associent fréquemment des douleurs abdominopelviennes, des nausées et des vomissements.

La pyélonéphrite aiguë ainsi définie se distingue schématiquement en deux tableaux qui s'opposent par la clinique, les germes responsables et la thérapeutique : la pyélonéphrite aiguë non compliquée, de loin la plus fréquente, et la pyélonéphrite aiguë potentiellement compliquée.

Les critères de la pyélonéphrite aiguë non compliquée (Tabl. I)

On admet qu'une pyélonéphrite aiguë est non compliquée si elle survient chez une femme âgée de 15 à 60 ans, non gravide, sans anomalies urologiques connues ou découvertes à l'occasion de l'épisode infectieux, sans antécédents de maladie de système (en particulier diabète ou maladie immunosuppressive), sans anomalies cliniques témoignant d'un sepsis, ni d'anomalies biologiques en faveur d'une altération de la fonction rénale, et dont l'évolution, au cours d'une surveillance exercée au minimum pendant 6 à 12 heures, reste stable ou s'améliore [6, 7]. À ces arguments, il faut ajouter les conditions socioéconomiques, notamment si un retour au domicile est envisagé à plus ou moins court terme. Ces conditions comprennent la présence d'un entourage autorisant le repos de la malade, des explications clairement données et bien comprises concernant le traitement, et enfin l'obtention d'un numéro de téléphone fiable permettant de joindre aisément la malade, sa famille ou son médecin traitant [8].

Toute pyélonéphrite aiguë ne répondant pas aux critères ci-dessus doit être considérée comme potentiellement compliquée. Cela comprend, outre la pyélonéphrite aiguë associée à des signes de sepsis, les pyélonéphrites aiguës avec fièvre élevée et frissons fréquents et/ou douleurs intenses, et/ou vomissements incoercibles ne cédant pas aux premières mesures thérapeutiques. On y inclut classiquement la pyélonéphrite aiguë des patients de sexe masculin et/ou âgés de plus de 60 ans, même si elle est cliniquement bien tolérée ; la pyélonéphrite aiguë sur anomalie urologique, anomalie qui doit être comprise au sens le plus large du terme, allant de la présence d'un calcul à une malformation des voies excrétrices (bifidité pyélique, kystes rénaux uniques ou multiples, rein en fer à cheval, rein unique) ou des antécédents d'intervention sur les voies urinaires et *a fortiori* en cas d'état présuppuratif ou d'abcès rénal constitué. De même, la pyélonéphrite aiguë survenant à la suite d'une instrumentation urologique à visée diagnostique ou thérapeutique, ou sur sonde à demeure, doit être considérée comme compliquée. Les conditions socioéconomiques médiocres (personne vivant seule sans aide, enfants en bas âge, habitation insalubre), l'absence de téléphone ou de médecin traitant, l'observance aléatoire du traitement ou du suivi sont des critères d'évolution potentiellement non favorable.

Tableau I – Critères de la pyélonéphrite aiguë (PNA) non compliquée

La PNA est une infection associée des urines et du parenchyme rénal et/ou du bassinet.

Arguments en faveur de l'infection urinaire
- Signes fonctionnels urinaires : brûlures mictionnelles, mictions impérieuses, dysurie, pollakiurie, pesanteur pelvienne en fin de miction
- Bandelette urinaire positive
  - leucocyturie ≥ 15/mm^3
  - plus ou moins nitriturie

Arguments en faveur de la PNA
- Douleur spontanée d'un ou deux flancs
- Douleur provoquée à l'angle costovertébral
- Fièvre ≥ 38 °C ± frissons

Caractère non compliqué de la PNA
- Sexe féminin
- 15 ≥ âge ≤ 60 ans
- Test de grossesse négatif
- Pas de signes de sepsis
- Pas de vomissements ou de douleurs résistant aux traitements symptomatiques
- Échographie abdominopelvienne strictement normale ± ASP
- Absence d'antécédents urologiques, de maladie de système (diabète +++) ou immunosuppressive
- Milieu socioéconomique propice au repos

Le traitement médicamenteux de la pyélonéphrite aiguë non compliquée

E. coli est impliqué dans 85 à 90 % des pyélonéphrites aiguës communautaires, suivi de très loin par *Staphylococcus saprophyticus, Klebsiella pneumoniae* et *Proteus mirabilis.* La sensibilité de *E. coli* aux fluoroquinolones (péfloxacine et ofloxacine notamment), particulièrement étudiée pour la péfloxacine, est très élevée et stable en France : 94 % en 1987, 95 % à 98 % en 1989, 96,4 % en 1991 [11, 12] et 98 % des 178 souches de *E. coli* sont responsables de pyélonéphrite aiguë aux Urgences de Lariboisière en 1994 [8]. Trois fluoroquinolones sont actuellement disponibles par voie orale et parentérale : la péfloxacine (Péflacine®), l'ofloxacine (Oflocet®) et la ciprofloxacine (Ciflox®). Ces trois molécules ont une excellente concentration urinaire mais la biodisponibilité par voie orale est optimale pour les deux premières : les pics plasmatiques, obtenus dans l'heure suivant la prise orale, sont identiques à ceux obtenus par voie parentérale pour l'ofloxacine et la péfloxacine [13]. En revanche, la norfloxacine (Noroxine®), dont la biodisponibilité par voie orale et les concentrations tissulaires sont médiocres et dont le quotient inhibiteur, qui exprime le rapport concentration maximale/concentration minimale inhibitrice (Cmax/CMI), est très inférieur à celui des trois molécules précédentes vis-à-vis d'*E. coli* [14], ne doit pas être utilisée pour le traitement des infections urinaires hautes.

Par contraste avec sa sensibilité aux fluoroquinolones en général, *E. coli* des infections urinaires communautaires est résistant à l'amoxicilline dans plus de 40 % des cas et à l'association amoxicilline-acide clavulanique dans 15 à 20 % des cas [8]. Cela fait déconseiller la prescription empirique de ces deux antibiotiques, tout particulièrement si un traitement ambulatoire est envisagé. Enfin, l'association triméthoprime-sulfaméthoxazole se heurte à un taux de résistance de 10 à 13 % de la part de *E. coli* [15]. Pour toutes ces raisons, les fluoroquinolones représentent actuellement un élément clé dans le traitement empirique de la pyélonéphrite aiguë non compliquée.

Enfin, il est habituel d'administrer les premières doses d'antibiotiques par voie parentérale, pour une durée de 14 jours au minimum. Cependant, la supériorité thérapeutique de la voie parentérale n'a jamais été démontrée dans le cadre de la pyélonéphrite aiguë non compliquée et, récemment, il a été suggéré qu'une antibiothérapie de 10 jours était aussi efficace qu'une antibiothérapie de 14 jours [1, 3, 4].

Outre le traitement antibiotique, les antalgiques et antipyrétiques doivent toujours être administrés dès les premières heures du diagnostic. Les antiémétiques sont d'autant plus nécessaires que les nausées et les vomissements peuvent mettre en échec l'antibiothérapie orale.

L'orientation des malades aux urgences

La pyélonéphrite aiguë de la femme jeune, en bon état général et sans anomalie des voies excrétrices, est exceptionnellement compliquée et répond rapidement et favorablement aux antibiotiques préconisés [15]. La justification de l'hospitalisation n'a jamais été étayée pour ce cas précis. Les motifs habituellement donnés pour justifier de l'hospitalisation sont de plusieurs ordres [3, 16] :

– débuter une antibiothérapie à large spectre par voie parentérale afin d'atteindre rapidement des concentrations plasmatiques bactéricides ;
– attendre pendant 48 à 72 heures le résultat de l'ECBU pour confirmer l'infection et identifier le germe responsable de façon à adapter l'antibiothérapie de sortie ;
– la crainte de l'erreur diagnostique et/ou la méconnaissance d'une complication infectieuse ;
– enfin, on considère que l'observance du traitement et le suivi des patients consultant dans les services d'Urgences seraient plus aléatoires que ceux des patients hospitalisés [17, 18].

Bien que ces craintes ne soient pas à minimiser, les arguments en faveur de l'hospitalisation de très courte durée, voire du traitement ambulatoire paraissent plus solides. La clinique et l'écologie stéréotypées de l'infection urinaire communautaire de la femme, la mise sur le marché d'antibiotiques puissants et efficaces, les techniques d'imagerie non invasives, sensibles et spécifiques pour le dépistage de complications urologiques et infectieuses, enfin la restructuration active des services d'Urgences en France sont les principaux arguments qui devraient amener à réviser l'attitude traditionnelle. Néanmoins, bien que le traitement ambulatoire soit largement préconisé [1, 2, 4], son efficacité et sa tolérance par rapport à l'hospitalisation, même de courte durée, restent à confirmer.

En tout état de cause, le tableau clinique de la pyélonéphrite aiguë est généralement caricatural et la présomption diagnostique est d'autant plus forte que le test à la bandelette urinaire est positif. Cette dernière est un outil de grande valeur dans le cadre des infections urinaires [19]. La positivité des deux pastilles témoignant d'une part, de la présence d'une pyurie ($\geq$ 15 polynucléaires/mm^3), et d'autre part, de nitriturie a une valeur prédictive positive de 74 %. En revanche, leur négativité concomitante a une valeur prédictive négative de près de 98 %, signifiant qu'il n'y a de risque à méconnaître une infection urinaire vraie que dans 2 % des cas, à condition que soit utilisée une technique de recueil évitant la contamination des urines par les sécrétions vaginales (faux positif) et que l'absence d'une antibiothérapie intempestive préalable (faux négatif) soit constatée.

L'échographie abdominopelvienne est un outil supplémentaire pour minimiser les risques de la prise en charge ambulatoire. Son association à une radiographie d'abdomen sans préparation a une sensibilité et une spécificité, pour le diagnostic d'obstruction urinaire ou d'abcès rénal, équivalentes à celles de l'urographie intraveineuse [20]. Par conséquent, l'échographie abdominopelvienne devrait pouvoir être constamment accessible dans les services d'Urgences et être rendue disponible aux médecins de ville par l'intermédiaire de ces services, si le traitement ambulatoire de la pyélonéphrite aiguë devait se généraliser.

Si le suivi pose généralement peu de problèmes aux médecins de ville qui connaissent bien leurs patients, les médecins des services d'Urgences sont réticents à proposer un traitement à domicile d'emblée. Cette réticence est illustrée par une étude prospective conduite aux Urgences de Lariboisière, dont l'objectif était d'identifier la population de malades atteints de pyélonéphrite aiguë [10]. De plus, un algorithme décisionnel proposait trois options thérapeutiques pour ceux dont le diagnostic de pyélonéphrite aiguë non compliquée avait été au préalable confirmé : 1) soit prise en charge traditionnelle, c'est-à-dire antibiothérapie parentérale au cours d'une hospitalisation ; 2) soit retour au domicile après un bilan et la mise en route du traitement ; 3) soit retour au domicile, mais après une surveillance de 12 à 24 heures dans l'Unité d'hospitalisation de courte durée des Urgences (UHCD). Sur les 70 patientes répondant aux critères de pyélonéphrite aiguë, 60 (86 %) avaient une forme non compliquée, mais 49 n'ont été renvoyées à leur domicile qu'après une surveillance de 24 heures à l'UHCD. Cette attitude conservatrice témoigne du poids des habitudes.

Cependant, le nombre croissant de services d'Urgences dirigés à plein temps par des médecins qualifiés, et le téléphone comme outil de suivi, ont ouvert de nouvelles perspectives vis-à-vis de certaines pathologies traditionnellement traitées à l'hôpital [2]. En outre, les UHCD, ouvertes dans la quasi-totalité des services d'Accueil des Urgences (SAU), permettent de tester la faisabilité des stratégies ambulatoires. On peut y conduire le bilan, mettre en route le traitement et contrôler son efficacité dans des conditions confortables pour le patient, avant de décider le retour au domicile. Bien entendu, un dispositif de suivi à très court terme doit être disponible dans les services d'Urgences par les médecins ayant décidé du traitement ambulatoire ; à défaut, le suivi doit être mené conjointement avec le médecin traitant.

La conduite à tenir devant une pyélonéphrite aiguë non compliquée

Le regroupement des critères en faveur du caractère non compliqué de la pyélonéphrite

Il est indispensable de regrouper les arguments cliniques et paracliniques en faveur d'une pyélonéphrite aiguë, selon une démarche stéréotypée (Tabl. I). Il faut ensuite s'attacher à écarter tout argument en faveur d'une pyélonéphrite aiguë potentiellement compliquée par l'examen clinique et quelques examens complémentaires (Fig. 1).

Les examens complémentaires

Chacun d'entre eux a pour objet d'étayer le diagnostic de l'infection urinaire ou d'écarter un facteur de risque de pyélonéphrite aiguë compliquée.

Les examens microbiologiques, deux hémocultures au minimum et l'ECBU, doivent être réalisés avant tout traitement antibiotique, mais ce dernier ne doit pas être retardé par eux. La mesure de la créatininémie permet de rechercher une atteinte de la fonction rénale (si ≥ 200 µmol/l), la glycémie un diabète (≥ 10 µmol/l). La recherche de bêta-HCG est systématique chez les femmes jeunes sans contraceptif, si l'on envisage un traitement par fluoroquinolones. Enfin, si le retour au domicile est possible, il ne peut être décidé qu'après obtention d'une échographie abdominopelvienne, plus ou moins associée à un abdomen sans préparation, rigoureusement normaux. Dans notre expérience, sur 121 femmes atteintes de pyélonéphrite aiguë d'apparence non compliquée, l'échographie a permis la découverte fortuite d'anomalies des voies excrétrices dans 8 % des cas [8]. Ce bilan représente le minimum nécessaire si l'on veut éviter des erreurs.

PNA cliniquement non compliquée (cf. Tab. I)

Oui — Non*

Faire pratiquer :

- 2 à 3 hémocultures + ECBU avant toute antibiothérapie
- créatininémie, glycémie
- test de grossesse si pas de contraception
- échographie abdominopelvienne ± ASP

Tous ces examens sont normaux

Oui — Non*

Traitement immédiat :

- ofloxacine 200 mg *per os* (ou IV en 30 minutes)**
- antalgiques et antiémétiques, à la demande

Surveiller pendant 6 à 12 heures dans l'UHCD :

Évolution clinique favorable

Oui — Non*

Contexte socio-économique :

– bien entourée (repos possible) ; – explications comprises ; – joignable par téléphone

Oui — Non*

Retour au domicile envisageable après prescription :

- de repos (éventuel arrêt de travail)
- ofloxacine 200 mg × 2/10 jours*** ± antalgiques
- calendrier de consulations

SUIVI

1) À 48 heures (retour ECBU)

- téléphoner à J1 + J2
- persistance fièvre ± douleur importante et/ou ECBU négatif

Non — Oui —— revoir rapidement

2) Consultations (J5, J15, J30-J40) pour :

- examen clinique
- contrôle des urines (BU ± ECBU)

* L'hospitalisation est conseillée.

** Ou ciprofloxacine 500 mg ou péfloxacine 400 mg *per os* ou IV.

*** Ou ciprofloxacine 500 mg x 2/10 jours ou péfloxacine 400 mg × 2/10 jours *per os*.

Figure 1 – Algorithme décisionnel pour l'orientation aux urgences de la pyélonéphrite aiguë (PNA) non compliquée

L'enquête sociodémographique

Les données du contexte social doivent faire partie intégrante des critères de candidature au traitement ambulatoire de la pyélonéphrite aiguë non compliquée. Les patientes (notamment celles ayant des enfants en bas âge) doivent pouvoir se reposer au domicile, être bien entourées, être joignables au téléphone, avoir bien compris la nécessité du suivi et avoir un accès aisé à un médecin en cas de problème.

Le traitement et l'orientation immédiate

Après avoir vérifié la présence de tous les critères de pyélonéphrite aiguë non compliquée et l'absence de critères représentant une éventuelle contre-indication au traitement au domicile ou aux fluoroquinolones (épilepsie, tendinite, photo-sensibilisation médicamenteuse connue), la patiente reçoit la première dose d'une fluoroquinolone par voie orale ou en perfusion intraveineuse de 30 minutes, puis une ordonnance pour le domicile d'un comprimé d'ofloxacine, péfloxacine ou ciprofloxacine toutes les 12 heures pour une durée de 10 jours. La première dose est donnée le plus rapidement possible après les examens microbiologiques, tandis que le reste du bilan est réalisé et une surveillance de 6 à 12 heures est exercée à l'UHCD pour confirmer la stabilité de l'état clinique.

L'orientation et la surveillance ultérieure

À condition que les patientes répondent à tous les critères cliniques, paracliniques et socioéconomiques de la pyélonéphrite aiguë non compliquée, le traitement au domicile, à partir du service d'Urgences, peut être envisagé. En revanche, le moindre doute doit faire envisager, au minimum, un séjour de 24 à 48 heures à l'UHCD ou d'emblée en salle d'hospitalisation traditionnelle.

Dans les cas où le traitement au domicile d'emblée ou après un court séjour en UHCD a été décidé, la malade doit être contactée par téléphone au plus tard dans les premières 48 heures suivant son retour au domicile, afin de s'assurer de l'apyrexie et de l'amélioration de l'état général et, le cas échéant, adapter l'antibiothérapie au résultat de l'ECBU, obtenu entre-temps. On considère que l'ECBU est positif s'il comporte une leucocyturie supérieure ou égale à 10 000 leucocytes/ml et une bactériurie supérieure ou égale à 10^4 colonies formant unités (UFC) d'un seul germe/ml. Au moindre doute quant à la qualité de l'évolution clinique et/ou du diagnostic (ECBU négatif et/ou flore polymorphe), la malade est reconvoquée pour un nouvel examen.

Un calendrier de trois consultations est programmé pour le 5e, le 15e et le 30e jour de l'épisode aigu, pour examen clinique, avec bandelette urinaire au minimum et éventuellement un ECBU au moindre doute [6]. L'objectif de la première consultation est de s'assurer de la disparition des douleurs et de la fièvre et de la stérilisation des urines, celui des deuxième et troisième est de dépister les récidives microbiologiques précoces (entre le 5e et le 7e jour suivant l'arrêt des antibiotiques), ou tardives. La guérison clinique et microbiologique se définit par la disparition de tous signes et symptômes et par un ECBU négatif aux trois consultations de surveillance.

Conclusion

Bien qu'aucune étude contrôlée n'ait encore comparé l'efficacité et le rapport coût/bénéfice du traitement ambulatoire à ceux du traitement hospitalier traditionnel, des arguments permettent d'ores et déjà d'identifier les patients ayant une pyélonéphrite non compliquée pouvant être candidats à un séjour hospitalier de très courte durée sinon à un traitement d'emblée au domicile. Dans notre expérience, plus de 80 % des femmes se présentant dans le service des Urgences avec une pyélonéphrite aiguë répondent aux critères de pyélonéphrite aiguë non compliquée. Cependant, les données socioéconomiques doivent être prises en compte dans une stratégie ambulatoire et seules les patientes bien entourées et facilement joignables par téléphone peuvent être traitées au domicile. Dans tous les cas, la guérison ne peut être prononcée qu'après un suivi de 30 à 40 jours, conduit conjointement avec le médecin traitant, pour dépister d'éventuelles rechutes.

BIBLIOGRAPHIE

[1] Stamm WE, Hooton TM. Management of urinary tract infections in adults. New Engl J Med 1993 ; 329 : 1328-1334.

[2] Talan DA. Infectious diseases issues in the emergency department. Clin Infect Dis 1996 ; 23 : 1-14.

[3] Meyrier A, Guibert J. Diagnosis and drug treatment of acute pyelonephritis. Drugs 1992 ; 44 : 356-367.

[4] Safrin S, Siegel D, Black D. Pyelonephritis in adult women : inpatient *versus* outpatient therapy. Am J Med 1988 ; 85 : 793-798.

[5] Nicolle LE, Friesen D, Hardking GKM *et al.* Hospitalization for acute pyelonephritis in Manitoba, Canada, during the period from 1989 to 1992 : impact of diabetes, pregnancy, and aboriginal origin. Clin Infect Dis 1996 ; 22 : 1051-1056.

[6] Rubin RH, Shapiro ED, Andriole VT *et al.* Evaluation of new anti infective drugs for the treatment of urinary tract infection. Clin Infect Dis 1992 ; 15 (Suppl) : 216-227.

[7] Kunin CM. Urinary tract infections in females. Clin Infect Dis 1994 ; 18 : 1-12.

[8] Elkharrat D, Simon N, Monsuez JJ *et al.* Traitement à domicile avec suivi à deux mois de la pyélonéphrite aiguë non compliquée. Étude prospective de faisabilité dans trois services d'Urgences. XXXVe Congrès de la Société nationale française de médecine interne. Brest, 12-14 décembre 1996. Rev. Med. Int 1996 ; 17 (Suppl 3) 390 [Abstract].

[9] Angel JL, O'Brien WF, Finan MA *et al.* Acute pyelonephritis in pregnancy : a prospective study of oral *versus* intravenous antibiotic therapy. Obstet Gynecol 1990 ; 76 : 28-32.

[10] Elkharrat D, Caulin C, Le Corre A. Algorithme pour le traitement simplifié de la pyélonéphrite aiguë non compliquée dans un service d'Urgences. Médecine et Hygiène 1996 ; 54 : 1433-1436.

[11] Allouch P, Pangon B, Alvarez C *et al.* Changes in resistance to Pefloxacin after three years of intensive use in a French hospital. Eur J Clin Microbiol Infect Dis 1991 ; 591-592.
[12] Aubert G, Levy PP, Ros A *et al.* Changes in the sensitivity of urinary pathogens to quinolones between 1987 and 1990 in France. Eur J Clin Microbiol Infect Dis 1992 ; 11 : 475-477.
[13] Lode H, Hoffken G, Boeck M *et al.* Quinolones pharmacokinetics and metabolism. J Antimicrob Chemother 1990 ; 26 (suppl B) : 41-49.
[14] Hoogkamp-Korstanje JAA. *In vitro* and *in vivo* (inhibitory quotient) activity of five fluoroquinolones against common pathogens. Drug Dev 1989 ; 2 (2) : 93-101.
[15] Humbert G. French consensus on antibiotherapy of urinary tract infections. Infection 1992 ; 20 (suppl 3) : S171-172.
[16] Benoit G, Yataghene Y, Bensadoun H *et al.* Pyélonéphrite aiguë de la femme. Hospitalisation de courte durée. Presse Med 1993 ; 22 : 1724-1728.
[17] Thomas EJ, Burstin HR, O'Neil AC *et al.* Patient non compliance with medical advice after the emergency department visit. Ann Emerg Med 1996 ; 27 : 49-55.
[18] Murray MJ, LeBlanc CH. Clinic follow-up from the emergency department : do patients show up ? Ann Emerg Med 1996 ; 27 : 56-58.
[19] Pappas PG. Laboratory in the diagnosis and management of urinary tract infections. Med Clin N Am 1991 ; 75, 2 : 313-325.
[20] Spenser J, Lindsell D, Mastorakou I. Ultrasonography compared with intravenous urography in investigation of urinary tract infection in adults. BMJ 1990 ; 301 : 221-224.

CHAPITRE III

LES PYÉLONÉPHRITES COMPLIQUÉES AUX URGENCES

B. Le Chevalier, L. Lucet

Infection du parenchyme rénal, la pyélonéphrite aiguë peut être dangereuse car il s'agit d'une pathologie à risques local et général. Comme toute pathologie infectieuse, le pronostic dépend, d'une part, de l'âge et de l'état de santé antérieur et, d'autre part, de la sévérité du sepsis et de l'étendue de l'infection locale [1].

Quel que soit le motif de recours, la démarche diagnostique doit être rigoureuse et les questions à poser sont les suivantes : Existe-t-il un sepsis sévère ? Existe-t-il un contexte particulier ? Quelle est l'indication de l'imagerie en urgence ou en urgence différée ? Quel traitement ? et quelle orientation faut-il envisager ?

Dans un premier temps, nous verrons les motifs de recours et les questions posées. La réponse à ces questions sera exposée dans un second temps.

Unité de médecine du département d'Accueil et de traitement des Urgences, Centre hospitalier universitaire, avenue de la Côte-de-Nacre, 14033 Caen cedex.

Le motif de recours aux Urgences (Fig. 1)

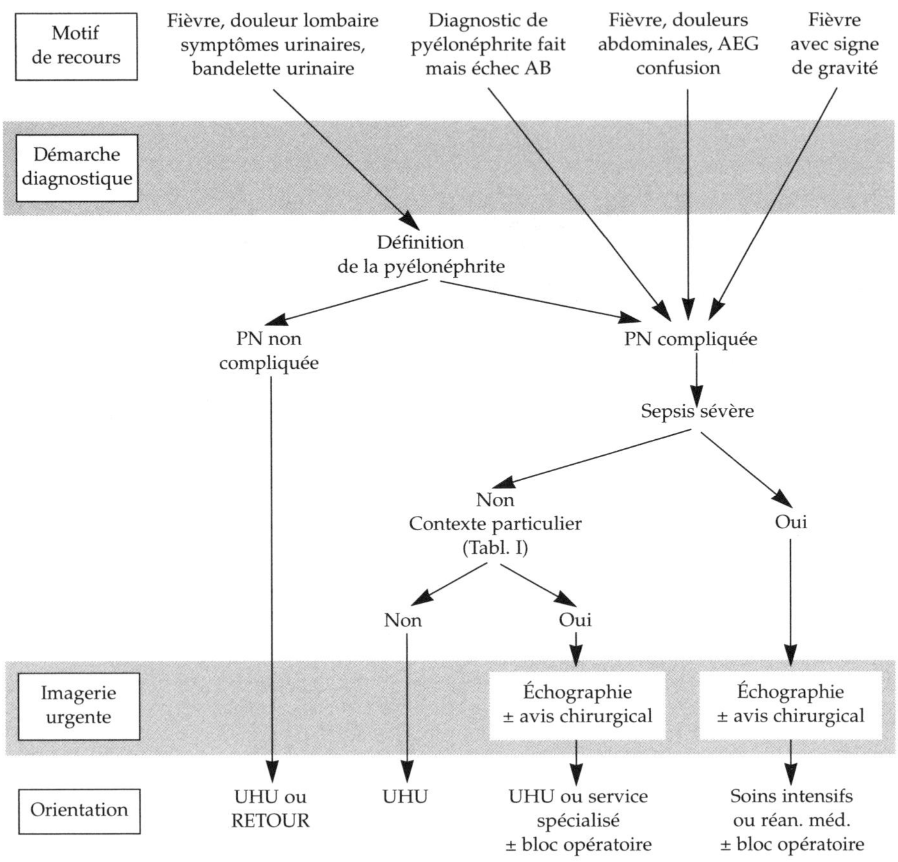

Figure 1 – Démarche logique à partir des motifs de recours

1) *Les quatre symptômes sont présents :* fièvre, douleurs lombaires, signes urinaires et bandelette urinaire positive avec nitrites et leucocytes. La démarche diagnostique est aisée si le diagnostic retenu est celui de pyélonéphrite : il est alors nécessaire de se demander s'il s'agit d'une pyélonéphrite non compliquée.

2) *La pyélonéphrite a été diagnostiquée il y a quelques jours,* le traitement est institué depuis plus de 48 heures, mais les signes persistent : fièvre, douleurs lombaires, signes urinaires.

Tableau I – Contexte particulier en dehors du sepsis sévère

ANTÉCÉDENTS :
- diabète
- immunodépression
- transplantation rénale
- uropathie
  - malformation obstructive
  - obstacle intrinsèque ou extrinsèque
  - rein unique
  - insuffisance rénale connue
  - vessie neurologique
- sonde à demeure

ÂGE

SEXE MASCULIN

FEMME ENCEINTE

SYMPTOMATOLOGIE :
- vomissements
- douleur persistante ou récidivante (lithiase ?)
- fièvre évoluant depuis plus de 48 h (abcès ?)
- contexte éthylique ou social défavorisé

La démarche diagnostique reprend les arguments en faveur d'une pyélonéphrite et recherche des diagnostics différentiels [2-4] : cholécystite, angiocholite, salpingite, appendicite, sigmoïdite, pleurésie, anévrisme de l'aorte abdominale. Si le diagnostic de pyélonéphrite est confirmé, on s'attachera, à ce stade, à rechercher des signes de sepsis sévère ou un contexte particulier.

Une analyse clinique et bactériologique de l'échec de l'antibiothérapie est conduite conjointement. L'imagerie est souvent indiquée pour rechercher une néphrite focale, un abcès ou pour confirmer le diagnostic.

3) *Les signes cliniques sont isolés :* fièvre ou douleurs abdominales, ou douleurs abdominales fébriles, ou confusion, voire altération isolée de l'état général.

La démarche diagnostique devant ces symptômes est bien connue des « Urgentistes ». Rappelons quelques points importants [2-4] :
- l'interrogatoire doit être « policier », à la recherche de signes urinaires et d'épisodes fébriles, intermittents (il faut reprendre la température avec une technique fiable, tympanique ou rectale) ;
- la recherche d'une douleur lombaire à la palpation doit être soigneuse (douleur lombaire parfois absente chez le diabétique, le transplanté ou l'éthylique) ;
- une colique néphrétique fébrile est une pyélonéphrite jusqu'à preuve du contraire et les touchers pelviens sont normaux sauf s'il existe une prostatite ;
- il est nécessaire de s'assurer d'une bonne technique de lecture de la bandelette urinaire et la refaire éventuellement ;
- devant une simple cystite, surtout si les signes sont abâtardis par une automédication, une infection haute doit être recherchée tout en sachant innocenter la bactériurie du sujet âgé. En cas de doute diagnostique, un examen direct du culot urinaire en urgence, possible à tout heure doit être demandé ;

– enfin, il faut rappeler que seul l'uroscanner est discriminant pour le diagnostic positif.

La confirmation du diagnostic de pyélonéphrite impliquera également, dans cette situation, la recherche d'un sepsis sévère ou d'un contexte particulier.

4) *Fièvre avec signes de gravité :* dans cette situation, le malade présente une fièvre élevée (rarement hypotherme), des frissons continus avec claquement de dents (à différencier des frissons « chair de poule »), des marbrures (parfois uniquement des genoux : savoir soulever le drap), une chute de la pression artérielle (parfois pression artérielle élevée au moment des frissons), une tachycardie (parfois rythme normal si médicaments bradycardisants).

La démarche diagnostique est classique, associant à l'interrogatoire et à l'examen clinique, la réalisation d'hémocultures et la mise en route d'un traitement symptomatique. Rappelons quelques points importants [2-4] :

– le sepsis sévère est plus fréquent et à craindre chez le diabétique, l'immunodéprimé, le sujet âgé ou lorsqu'il existe des antécédents urologiques ;

– l'origine urinaire haute est à rechercher devant tout sepsis sévère ;

– le plus souvent, c'est *E. coli* qui est en cause, mais il ne faut pas oublier K. *pneumoniae et S. aureus ;*

– la recherche d'une lithiase, d'une rétention d'urine purulente ou d'un abcès, voire d'une pyonéphrose, est systématique.

Lorsque le diagnostic retenu est une pyélonéphrite, on discutera devant ces signes de gravité la nature des examens radiologiques à proposer en urgence et l'orientation du patient.

Quelles questions devant une pyélonéphrite aiguë diagnostiquée ou fortement évoquée comme première hypothèse ? (Fig. 1)

Est-ce une pyélonéphrite non compliquée ?

On retiendra le diagnostic de pyélonéphrite non compliquée [5] s'il s'agit d'une femme âgée de 15 à 60 ans, non enceinte. Il est alors indispensable de s'assurer de l'absence de sepsis grave, de vomissements incoercibles ou de douleurs rebelles. Enfin, il ne doit pas exister d'antécédents urologiques, de diabète, ou d'immunosuppression.

Ailleurs, il s'agira d'une pyélonéphrite compliquée ou potentiellement compliquée, soit en raison de l'état septique, soit en raison des antécédents ou du contexte.

La démarche diagnostique, l'imagerie, le traitement et l'orientation de la pyélonéphrite non compliquée sont traités dans le chapitre précédent.

Existe-t-il un sepsis sévère ?

Le sepsis sévère est défini par l'existence d'au moins un des éléments suivants [6] :

- dysfonction d'organes : CIVD, détresse respiratoire, insuffisance rénale aiguë ;
- hypotension non attribuable à une autre cause : pression artérielle systolique inférieure à 90 mmHg ou diminution d'au moins 40 mmHg de la pression artérielle systolique habituelle ;
- hypoperfusion symptomatique : acidose lactique, oligurie, troubles de la conscience.

Le choc septique est une hypotension persistante malgré une expansion volémique. Il est le plus souvent corrigé par l'utilisation d'amines vasopressives.

Qu'il s'agisse d'un sepsis sévère ou d'un choc septique, une surveillance rapprochée sous scope et tensiomètre automatique est indispensable aux Urgences.

Le remplissage par éthyl-amidon et le prélèvement d'hémocultures sont les premiers gestes réalisés aux Urgences. L'examen clinique orientant vers une pyélonéphrite, un examen cytobactériologique des urines avec examen direct en urgence est demandé. L'antibiothérapie est rapidement prescrite et administrée en associant une céphalosporine de 3e génération (cefotaxime ou ceftriaxone) et une dose unique journalière d'aminosides. Dans le choc septique, la dose initiale est augmentée de 30 % pour tenir compte de l'augmentation du volume de distribution [7-9].

L'échographie est indiquée en urgence. Elle recherche une dilatation, un abcès du rein ou un phlegmon périnéphrétique. L'existence d'une dilatation des cavités ou de toute autre anomalie du parenchyme rénal impose un avis chirurgical en urgence, si possible urologique. Si l'état du patient le permet, l'uroscanner précise les lésions parenchymateuses et recherche des arguments en faveur d'une pyélonéphrite emphysémateuse, surtout s'il existe un obstacle ou un diabète.

L'hospitalisation sera réalisée en réanimation médicale. Si l'évolution clinique du sepsis est rapidement favorable et que l'échographie est normale, l'orientation pourra être une unité de médecine après un séjour de 12 à 36 heures dans l'unité d'hospitalisation des urgences, sous surveillance rapprochée et monitoring.

Existe-t-il un contexte particulier ?

La pyélonéphrite peut être compliquée en raison des antécédents, de l'âge, du sexe, chez la femme enceinte ou par l'existence de certaines symptomatologies (Tabl. I).

Un contexte particulier est parfois au premier plan et peut même masquer le diagnostic.

Les antécédents

Les antécédents pouvant compliquer une pyélonéphrite sont le diabète, l'immunodépression, la transplantation rénale et les antécédents urologiques.

Le diabète

Il favorise les infections urinaires en raison de nombreux facteurs [10], mais tous les diabétiques ne feront pas une pyélonéphrite compliquée : il faut être particulièrement vigilant lorsqu'il s'agit d'une femme de plus de 50 ans, obèse, avec une hyperglycémie mal corrigée et une neuropathie diabétique.

La pyélonéphrite du diabétique présente quelques points particuliers : elle peut être indolore en raison de la neuropathie, et être découverte par une simple décompensation du diabète. Elle est compliquée plus souvent que chez les patients non diabétiques d'un choc septique à *E. coli* ou *K. pneumoniae.*

La pyélonéphrite emphysémateuse survient dans trois quarts des cas chez les diabétiques. Elle est suspectée s'il existe un choc septique ou une fièvre traînante malgré un traitement bien conduit. La présence de gaz dans les cavités ou dans le parenchyme est parfois visible sur l'abdomen sans préparation ou décelable par l'échographie. L'uroscanner confirme le diagnostic et indique la néphrectomie en urgence, qui permet de baisser la mortalité de 60 à 20 % [11].

La nécrose papillaire est favorisée chez le diabétique par les anomalies vasculaires et par l'infection. La dissection puis le détachement d'une ou plusieurs papilles peut s'accompagner de signes évoquant une colique néphrétique. Ailleurs, la nécrose papillaire passe inaperçue et est soupçonnée devant une altération de la fonction rénale. La confirmation sera faite par une urographie intraveineuse ou un uroscanner [10].

L'abdomen sans préparation et l'échographie sont à réaliser dans les meilleurs délais aux Urgences. L'uroscanner est indiqué s'il existe un choc septique ou un doute sur une pyélonéphrite emphysémateuse.

Le traitement associe une céphalosporine de 3e génération (cefotaxime ou ceftriaxone) à une dose unique d'aminosides. La répétition des doses d'aminosides tiendra compte de la fonction rénale [7-9].

Selon la gravité, le patient est orienté vers un service de réanimation, d'urologie, de diabétologie ou de maladies infectieuses.

L'immunodépression

Induite par les immunosuppresseurs et surtout par les corticoïdes, elle favorise le développement des infections à staphylocoques ou à bacilles Gram négatif.

Le tableau clinique de pyélonéphrite peut être abâtardi, évoluant depuis plusieurs jours avec une fièvre atténuée [4]. Il justifie une échographie en urgence à la recherche d'un abcès, voire un uroscanner devant un doute échographique ou la persistance des symptômes.

Le traitement associe une céphalosporine de 3e génération (cefotaxime ou ceftriaxone) à une dose unique journalière d'aminosides.

L'hospitalisation se fera en unité de médecine ou de maladies infectieuses sauf indication chirurgicale à l'échographie ou au scanner.

Chez le transplanté rénal

La pyélonéphrite est ici particulière car non spontanément douloureuse (reins dénervés) et survenant sur un rein unique. Fièvre, frissons et altération de l'état général sont les motifs de recours. Une douleur lombaire à la palpation du greffon est retrouvée dans 25 % des cas. Le toucher rectal est normal. La bandelette urinaire oriente le diagnostic, confirmé en urgence par l'examen direct. La dégradation de la fonction rénale est fréquente et le plus souvent résolutive si le traitement est précoce.

L'échographie est utile pour rechercher une dilatation en rapport avec une lithiase, une papille nécrosée ou une sténose de l'anastomose [14]. L'uroscanner est fréquemment normal, probablement en raison de l'effet anti-inflammatoire des corticoïdes.

Le traitement associe une céphalosporine de 3e génération intraveineuse (cefotaxime ou ceftriaxone) ou une fluoroquinolone (ofloxacine ou ciprofloxacine) à une dose unique journalière d'aminosides avec surveillance des taux sériques.

L'hospitalisation se fera en néphrologie.

Les antécédents d'uropathie

Ils sont de trois types [12, 13] :

- malformations obstructives ou obstacle intrinsèque ou extrinsèque ;
- rein unique ou insuffisance rénale connue ou polykystose ;
- vessie neurologique : rétention urinaire, stase vésicale et sondages itératifs ou définitifs favorisent les infections urinaires. La pyélonéphrite se résume à des accès fébriles sans douleurs. L'origine urinaire est systématiquement évoquée devant une bactériémie chez un diabétique ou un paraplégique.

Dans tous les cas, l'échographie est faite en urgence pour rechercher une dilatation ou un abcès rénal avec un avis chirurgical si c'est le cas. Le traitement associe une céphalosporine de 3e génération intraveineuse (cefotaxime ou ceftriaxone) ou une fluoroquinolone (ofloxacine ou ciprofloxacine) à une dose unique journalière d'aminosides avec surveillance des taux sériques.

L'hospitalisation se fera en service d'urologie ou de maladies infectieuses.

Une sonde à demeure ou un geste endoscopique urologique

Effectués dans les jours précédents, ils peuvent occasionner une infection ascendante se traduisant par une pyélonéphrite.

Le risque de septicémie est fréquent. Quel que soit le type de sonde (vésicale, urétérale, urétérostomie), sa perméabilité doit être contrôlée. L'échographie peut être utile en recherchant une dilatation témoignant d'une obstruction de la sonde.

Les bactéries en cause peuvent être sélectionnées par des traitements anti-infectieux itératifs en cas de sondage à demeure, et apparaître multirésistantes, voire nosocomiales en cas d'hospitalisation récente ou de manœuvre endoscopique.

Le traitement antibiotique associe la ceftazidime ou la ciprofloxacine à une dose unique journalière d'aminosides [8, 11].

L'hospitalisation s'impose en réanimation s'il existe un choc septique, en urologie ou en médecine.

L'âge

Il abâtardit le tableau de pyélonéphrite [15]. L'infection urinaire est très fréquente après 65 ans et atteint 20 % des sujets vivant à domicile et 50 % de ceux vivant en institution.

Les points particuliers sont les suivants :
- la valeur de la pyurie est importante, ce qui souligne l'intérêt de la bandelette urinaire ;
- une bactériurie isolée de la femme âgée ne signe pas une infection urinaire ;
- la symptomatologie urinaire est rarement présente ;
- les signes généraux sont fréquents : altération de l'état général, malaise, fièvre isolée, confusion ;
- les signes abdominaux peuvent être isolés avec vomissements et douleurs abdominales ;
- les signes pulmonaires peuvent être les seuls signes d'appel d'une authentique pyélonéphrite.

Il faut savoir traiter au moindre doute une infection urinaire chez le sujet âgé lorsqu'elle s'associe à une symptomatologie pulmonaire, abdominale, à une altération de l'état général, ou à une fièvre isolée. En effet, une pyélonéphrite altère la fonction rénale et le risque septicémique est élevé chez le sujet âgé (20 à 60 % des infections urinaires sont compliquées et 26 % sont aggravées par un choc septique).

En dehors du sepsis sévère qui justifie une bithérapie, le traitement évitera les aminosides en raison de leur néphrotoxicité [16] et on utilisera une céphalosporine de 3e génération intraveineuse (céfotaxime ou ceftriaxone) ou une fluoroquinolone (ofloxacine ou ciprofloxacine). Si le patient a été récemment hospitalisé ou est institutionnalisé, la crainte d'une infection à *Pseudomonas aeruginosa* indique la prescription de ceftazidime ou de ciprofloxacine associée à une injection d'aminosides le premier jour uniquement. L'aminoside sera continué en fonction du profil de résistance du germe et de l'état du patient.

L'hospitalisation est la règle, quelle que soit la gravité, en service de médecine ou de maladies infectieuses, voire en réanimation si le sepsis est sévère.

Le sexe

Chez l'homme, une douleur lombaire fébrile avec signes urinaires signe une prostatite : la pyélonéphrite est rarement isolée, voire inexistante même en cas de douleurs lombaires. Le toucher rectal est donc indispensable [4] afin de rechercher une prostatite ou un obstacle cervicoprostatique.

Le traitement est celui d'une prostatite et utilise une fluoroquinolone (ofloxacine ou ciprofloxacine), éventuellement associée aux aminosides en cas de sepsis sévère [8].

Le patient est hospitalisé en néphrologie, en urologie ou dans un service de maladies infectieuses.

Chez la femme enceinte

La pyélonéphrite complique 1 % des grossesses et survient surtout dans les douze premières semaines [17, 18].

Les signes cliniques sont parfois absents ou se résument à une banale cystite. Une bandelette urinaire doit être réalisée systématiquement chez toute femme enceinte qui vient consulter aux Urgences. En cas de fièvre, ECBU et hémocultures sont prescrits.

L'échographie retrouve souvent une dilatation pyélique qui est habituelle chez la femme enceinte. L'existence de calculs ou la persistance de la fièvre après 72 heures justifient un avis chirurgical.

Malgré des études divergentes, il semble bien que les pyélonéphrites puissent favoriser la prématurité et l'hypotrophie. L'augmentation de la mortalité périnatale serait surtout due au collapsus ou à des complications septiques locales.

L'antibiothérapie doit donc être précoce avec une céphalosporine de 3e génération intraveineuse (céfotaxime ou ceftriaxone), associée à une dose unique journalière d'aminosides si le sepsis est sévère.

Les risques de sepsis sévère et de complication fœtale imposent une hospitalisation en soins intensifs de grossesse.

Une attitude nuancée est justifiée selon la symptomatologie

L'existence de vomissements incoercibles contre-indique l'emploi des antibiotiques *per os* et oblige le plus souvent à une hospitalisation d'au moins 24 à 48 heures en unité d'hospitalisation d'urgence ou en service de spécialité.

La présence de douleurs persistantes ou récidivantes fait évoquer une lithiase et indique l'échographie en urgence à la recherche d'un obstacle.

Une symptomatologie évoluant depuis 48 heures fait craindre une néphrite focale, voire une abcédation et indique une échographie, voire un uroscanner en urgence.

Chez un éthylique dénutri ou chez un patient socialement défavorisé, le médecin d'urgence tiendra compte de ce contexte pour la prise en charge d'une pyélonéphrite en raison du retard au diagnostic, du défaut d'hygiène, du suivi médical peu fiable en dehors de l'hôpital.

Par sa formation et son expérience, le médecin urgentiste sait diagnostiquer une pyélonéphrite devant des situations variées.

Il doit aussi connaître les contextes particuliers qui permettront au patient, grâce à un diagnostic précoce et un traitement institué sans délai, de guérir sans séquelles.

BIBLIOGRAPHIE

[1] Le Gall JR. Les facteurs pronostiques des maladies infectieuses en réanimation. Lettre de l'infectiologue 1990 ; 5 : 189-190.
[2] Ellrodt A. Pyélonéphrite aiguë. In : Urgences médicales. 2e édition. Paris : ESTEM, 1997 : 543-547.
[3] Meyrier A, Condamin MC. Description clinique de la pyélonéphrite aiguë. Rev Prat 1993 ; 9 : 1073-1076.
[4] Rostoker G, Bemaadi A, Lagrue G. Infections urinaires hautes : pyélonéphrites. Éditions techniques. Encycl Méd Chir Paris. Néphrologie-Urologie 18070 A10, 1991, 11p.

[5] Elkharrat D, Le Corre A, Raskine L *et al.* Pyélonéphrite aiguë : quand décider un traitement ambulatoire. Rev Prat 1997 ; 11 : 11-15.
[6] Bone RC and the ACCP/SCCM conference committee. Chest 1992 ; 101 : 1644-1655.
[7] Deuxième conférence de consensus en thérapeutique anti-infectieuse : antibiothérapie des infections urinaires. Med Mal Infect 1991 ; 21 : 51-54.
[8] Bru JP *et al.* Les infections urinaires. In : Antibiogarde. Paris : GlaxoWellcome, 1997 : 106-116.
[9] Beaucaire G, Garraffo R, Petitjean O. Les aminosides en dose unique journalière. Paris : Bristol-Meyers Squibb, 1995.
[10] Halimi S, Corticelli P, Benhamou PY. Pyélonéphrites aiguës chez les diabétiques. Rev Prat 1993 ; 9 : 1101-1103.
[11] Shokeir AA, El-Azab M, Mohsen T *et al.* Emphysematous pyelonephritis : a 15-year experience with 20 cases. Urology 1997 ; 49 : 343-346.
[12] Fendler JP, Perrin P. Points de vue de l'urologue sur les pyélonéphrites aiguës. Rev Prat 1993 ; 9 : 1086-1090.
[13] Jardin A. Pyélonéphrite aiguë. In : Stratégies diagnostiques et thérapeutiques en infectiologie urologique. Paris : Bayer, 1994 : 27-30.
[14] Duboust A, Menoyo-Calonge V. Pyélonéphrite et transplantation rénale. Rev Prat 1993 ; 9 : 1097-1099.
[15] Le Conte PH, Baron D. Particularités sémiologiques de la personne âgée dans le service d'accueil et d'urgence. In : Bayer ed. Actualités en Réanimation et Urgences. Paris : Arnette, 1996 : 445-474.
[16] Baldassare JS, Kaye D. Spécial problems of urinary tract infection in the elderly. Med Clin North Am 1991 ; 75 : 375-390.
[17] Fournie A, Lesourd-Plontonier F. Infections urinaires au cours de la grossesse. Éditions techniques. Encycl. Méd. Chir. Paris. Gynécologie-Obstétrique 5-047-A-10, 1996, 8 p.
[18] Chauveau D, Jungers P, Grunfeld JP. Infections urinaires au cours de la grossesse. Rev Prat 1997 ; 47 : 1933-1936.

2. Les Urgences chirurgicales et trauma-tologiques de l'enfant

Coordonnateur :

P. Bourrier

GÉNÉRALITÉS SUR LES FRACTURES ET TRAUMATISMES MÉTAPHYSO-ÉPIPHYSAIRES DE L'ENFANT

B. Dohin*, A. Soulié**, B. de Courtivron***, M. Chapuis****

Nous avons souhaité limiter notre propos aux circonstances les plus fréquentes en ce qui concerne la pathologie d'urgence que peut être amené à rencontrer le médecin urgentiste. C'est pourquoi nous parlerons de la traumatologie simple et des causes de boîterie chez l'enfant. Nous avons volontairement exclu l'étude de l'enfant polytraumatisé qui nécessite une prise en charge pluridisciplinaire et peut faire l'objet à elle seule d'une conférence réunissant les différents spécialistes.

Les traumatismes ostéoarticulaires de l'enfant ont une réputation de bénignité qui, dans la plupart des cas, n'est pas usurpée. Cependant, l'enfant est un adulte en puissance et toute imperfection dans la prise en charge d'une lésion ostéoarticulaire peut aboutir à une altération fonctionnelle grave à l'âge adulte. La prise en charge des séquelles des traumatismes de l'enfant est un problème difficile et la prévention de

* Service de Chirurgie pédiatrique, Centre hospitalier régional, 72037 Le Mans.
** Service de Chirurgie pédiatrique, Centre hospitalier universitaire, 49033 Angers.
*** Service de Chirurgie pédiatrique, Centre hospitalier universitaire, 37044 Tours.
**** Service de Chirurgie pédiatrique, Centre hospitalier universitaire, 35033 Rennes.

ces séquelles passe par une réponse thérapeutique initiale adaptée aux particularités de l'enfant.

Les structures en présence et leurs propriétés

Les structures

L'os, le périoste

L'os est un des rares, sinon le seul tissu capable de guérir sans cicatrice si sa lésion a été correctement traitée.

L'os de l'enfant est en maturation ; sa structure initiale subit une maturation en os spongieux mature ou en os lamellaire. Sa structure lui confère des propriétés différentes de celles de l'os adulte. Cet os est moins résistant à la compression, il est moins rigide, ses capacités de déformation plastique sont plus grandes et sa résistance en tension et en flexion moindre. Ces propriétés ont une incidence sur les types de fracture rencontrés chez l'enfant. Plus l'enfant approche de l'âge adulte, plus les fractures sont d'un type proche de celles rencontrées chez l'adulte [1, 2].

Le périoste est particulièrement épais chez l'enfant. Il a un rôle de croissance en épaisseur, d'insertion musculaire et de vascularisation de l'os. C'est un élément mécanique important de solidité. Sa résistance favorise le traitement orthopédique et il a un grand rôle dans le remodelage osseux lors de la consolidation [3].

La plaque de croissance [4, 5]

La plaque de croissance est une interface cartilagineuse, entre l'épiphyse et la métaphyse, qui assure la croissance en longueur des os longs. Son organisation histologique (Fig. 1) est précise. On décrit à partir du versant épiphysaire :
– une *couche basale* ou zone de réserve cellulaire,
– une *couche proliférative*, où les chondrocytes se divisent et s'organisent en colonnes ;
– une *couche hypertrophique*, dont la contribution à la croissance est importante et où apparaissent les cloisons d'ossification ;
– une zone de transition avec la métaphyse, ou *couche dégénérative*, qui associe une nécrose cellulaire cartilagineuse et, du côté métaphysaire, une ossification spongieuse liée aux ostéoblastes.

La virole périchondrale est une zone périphérique très active de la plaque de croissance qui assure son expansion circonférentielle.

L'espace entre les cellules est comblé d'une substance fondamentale qui lui confère sa résistance mécanique. La couche hypertrophique est une zone fragile, par où passe le trait de fracture. La zone germinative est alors préservée et la souffrance de la plaque est davantage liée aux dommages vasculaires, en particulier épiphysaires.

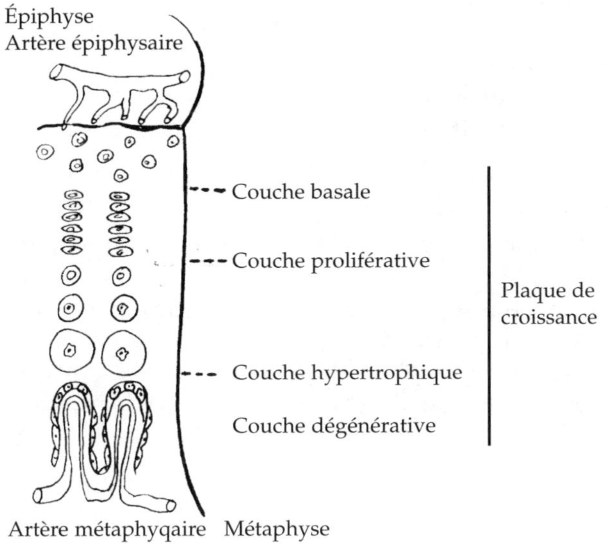

Figure 1 – Aspect histologique de la plaque de croissance et sa vascularisation

Chaque plaque de croissance a une activité propre et participe de manière variable à la croissance (Tabl. I).

Tableau I – Participation de chaque plaque de croissance à la croissance des os longs

	% en proximal	% en distal
Humérus	80	20
Radius	25	75
Cubitus	20	80
Fémur	30	70
Tibia	55	45
Péroné	60	40

Les propriétés

La consolidation

Une des caractéristiques de l'os de l'enfant est la constance de la consolidation. La consolidation chez l'enfant obéit aux mêmes règles que chez l'adulte. Le délai en est cependant souvent raccourci, à quelques exceptions près, comme la fracture des deux os de l'avant-bras. Le processus le plus habituel est la consolidation par processus dit de « réparation secondaire », dont l'évolution se fait en trois phases : une phase

inflammatoire (24 à 48 heures), qui correspond à l'invasion de l'hématome par les cellules de la lignée inflammatoire qui assurent en quelque sorte la détersion du site, une phase de **réparation** (30 à 90 jours), lors de laquelle se constitue un cal fibreux qui évolue en cal cartilagineux et en os fibrillaire, enfin, une phase de **remodelage** (après 45 jours), qui restitue la forme de l'os [6, 7].

Le remodelage

Le remodelage fait partie intégrante de la consolidation. Il prend une place très importante chez l'enfant par ses possibilités étonnantes qui justifient la tolérance de certaines imperfections et l'utilisation large du traitement orthopédique. Le remodelage se fait selon deux principaux mécanismes : le premier est un mécanisme de résorption osseuse des aspérités et d'apposition osseuse dans la concavité de la déformation ; le second est une modification de l'activité de la plaque conjugale qui, lorsqu'elle est soumise à des asymétries de pression, modifie sa direction de croissance et réoriente l'épiphyse (Fig. 2) [8-10].

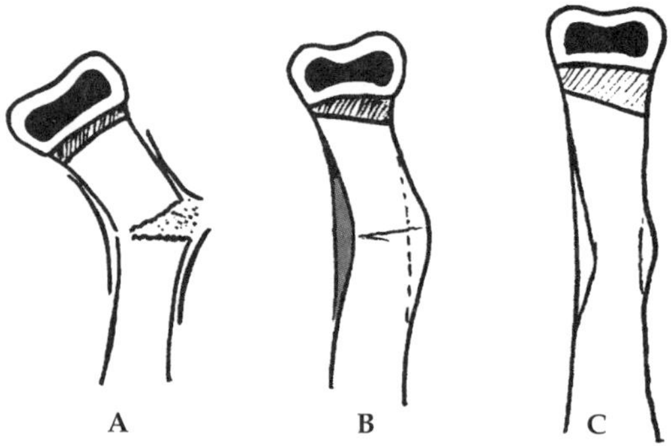

Figure 2 – Remodelage osseux
A : fracture et cal. **B** et **C** : remodelage par résorption osseuse, appositions périostées, et réorientation de l'épiphyse.

Allongements, raccourcissements et déviations angulaires

L'allongement est fréquent dans les suites d'une fracture diaphysaire. Il est expliqué par un phénomène d'hypervascularisation des zones de croissance. Il dépasse rarement 1 cm et est stable après 2 ans. Le traitement chirurgical percutané modifie peu son importance, à l'inverse du traitement chirurgical avec dépériostage. On tient compte de cet allongement dans le traitement orthopédique des fractures diaphysaires de l'enfant de moins de 10 ans chez qui l'on peut accepter un chevauchement de 1 à 2 cm [11].

Les raccourcissements sont le fait d'un chevauchement excessif ou, exceptionnellement, d'un ralentissement de la croissance.

Les déviations progressives sont rares en dehors des lésions du cartilage de croissance. Elles sont principalement retrouvées lors de la fracture diaphyso-métaphysaire supérieure du tibia. La cause du valgus progressif qui se développe reste discutée (interposition périostée, croissance asymétrique) [12].

Les cals vicieux

Le cal vicieux en raccourcissement reste acceptable s'il est inférieur à 2 cm chez un enfant de moins de 10 ans. Il se corrigera probablement complètement par la stimulation de la croissance.

Le cal vicieux angulaire se corrige en grande partie par remodelage de l'os. On peut espérer une correction spontanée si l'angulation est inférieure ou égale à 30 ° ; la fracture est proche d'une articulation à épiphyse fertile ; la déviation est dans le sens du mouvement principal de cette articulation et si l'enfant a encore au moins 2 années de croissance au niveau des membres.

Le cal vicieux en rotation ou décalage ne se corrige jamais. Il n'est donc pas acceptable.

Le cal vicieux articulaire n'est pas non plus acceptable car il ne se corrige pas et a des conséquences mécaniques graves sur l'articulation.

Les spécificités de la traumatologie de l'enfant

Les enfants

Tous les enfants ne sont pas égaux devant les fractures ; on ne présente pas la même type de fracture à 2 ans ou à 14 ans. Le sexe, la taille, la masse musculaire interviennent, mais aussi la psychologie. Il y a des « habitués » des urgences et pas toujours des « hyperactifs ». Il faut enfin toujours penser aux enfants maltraités, sans soupçonner tous les parents.

En *période néonatale*, il faut être vigilant et savoir démasquer une fracture du fémur devant un aspect clinique de luxation congénitale ou une fracture de clavicule devant un aspect de paralysie obstétricale. Mais les fractures à cet âge sont presque toujours d'excellent pronostic et il faudra dédramatiser la situation auprès des parents souvent catastrophés.

Entre 1 et 6 ans, la traumatologie est le plus souvent bénigne et de bon pronostic. Le traitement orthopédique est maître, à quelques exceptions.

Entre 6 ans et la puberté, des facteurs extérieurs entrent en jeu. La nature des traumatismes se modifie avec le sport, le vélo et autres « engins à roulettes », et les accidents de la voie publique. Les traumatismes des cartilages de croissance sont plus fréquents et peuvent avoir de graves conséquences sur la croissance. L'école peut modifier aussi l'attitude thérapeutique avec l'objectif d'un retour plus rapide à la scolarité.

À la puberté, on rencontre des fractures spécifiques au niveau des cartilages de croissance qui se fragilisent avant de se fermer, mais apparaît également une traumatologie identique à celle de l'adulte. À cet âge, la traumatologie est plus souvent à « haute énergie » avec des traumatismes plus graves et plus délabrants. En revanche, l'atteinte des zones de croissance n'aura pas le temps de se traduire par une déviation axiale importante.

Les types de fractures (Fig. 3)

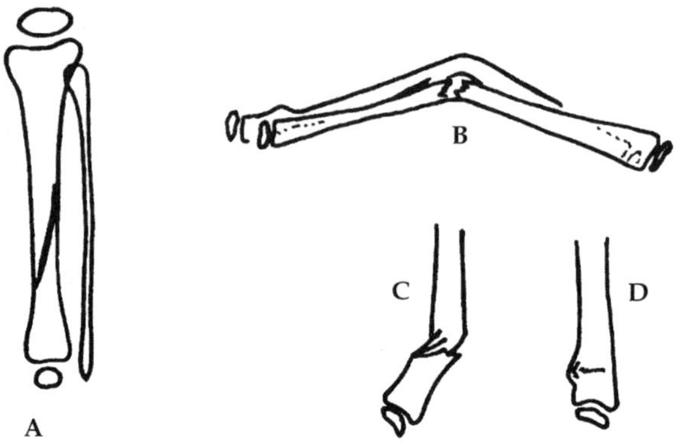

Figure 3 – Types particuliers de fractures chez l'enfant
A : fracture sous-périostée. **B** : fracture « en bois vert » du radius et déformation plastique du cutibus. **C** : fracture trabéculaire « comminution-pliure ». **D** : fracture trabéculaire « en motte de beurre ».

Les particularités de la structure osseuse de l'os de l'enfant, entouré d'un manchon de périoste résistant, et l'existence de zones de croissance expliquent quelques particularités des fractures chez l'enfant.

Les *fractures sous-périostées* sont des fractures survenant le plus souvent chez le petit enfant. L'os y est fracturé, mais le foyer est peu, ou pas déplacé et le manchon du périoste n'est pas ou peu ouvert. Le mécanisme en est peu violent et l'exemple type est la fracture spiroïde du fémur du petit enfant qui s'est coincé le pied dans les barreaux de son lit.

La *fracture « en bois vert » ou incomplète* témoigne de la résistance du périoste. C'est la résistance en flexion moindre et la plasticité de l'os qui expliquent ce type particulier de fracture. Celle-ci reproduit en tous points la rupture incomplète d'une branche de bois vert.

La *déformation plastique* accompagne souvent une fracture « en bois vert » d'un des deux os de l'avant-bras. C'est la plasticité de la structure osseuse de l'enfant qui permet cette déformation axiale de l'os, qui ne reprend pas sa forme initiale, le traumatisme ayant dépassé le couple d'élasticité de cet os. Ce type de fracture nécessite une réduction au même titre que les autres types de fracture [13, 14].

Le tassement trabéculaire ou « en motte de beurre » est un type de fracture particulier aux zones métaphysaires (extrémité inférieure du fémur, extrémités du tibia, extrémité distale du radius). Il correspond à l'impaction de la zone résistante de l'os diaphysaire dans la zone d'os trabéculaire de la métaphyse. Le déplacement est souvent peu important et il existe une petite soufflure de la corticale.

Les avulsions sont des fractures par arrachement au niveau des apophyses sur lesquelles s'insèrent les tendons. La sollicitation trop violente du muscle ou du tendon produit un arrachement ostéochondral comparable à un décollement épiphysaire [15].

Les fractures ostéochondrales et *les fractures de fatigue* peuvent se rencontrer chez l'enfant comme chez l'adulte.

La fracture itérative est particulière à l'enfant, elle survient sur un cal qui n'est pas de qualité suffisante, le plus souvent par immobilisation trop courte. Elle se distingue ainsi de la « re-fracture » qui survient sur un os normalement guéri [16, 17].

Les traumatismes du cartilage de croissance

Les traumatismes du cartilage de croissance sont spécifiques à l'enfant. Ils intéressent la zone métaphyso-épiphysaire. Le décollement épiphysaire remplace chez le jeune enfant les lésions d'entorse grave de l'articulation toute proche. La résistance de la zone de croissance est plus faible que les capacités d'étirement et de résistance des ligaments. Enfin, la zone de croissance devient plus fragile encore à l'approche de la puberté, lorsqu'elle est en passe de se fusionner.

De nombreux auteurs (cités par Lefort, [18]) ont proposé des classifications. La plus courante est celle de Salter et Harris [19] (Fig. 4).

C'est la zone hypertrophique, proche de la métaphyse, qui est la zone de fragilité de la plaque de croissance. C'est à ce niveau que la solution de continuité se produit, la zone de croissance restant solidaire de l'épiphyse. Le pronostic de ces lésions est dominé par les conséquences possibles sur la croissance.

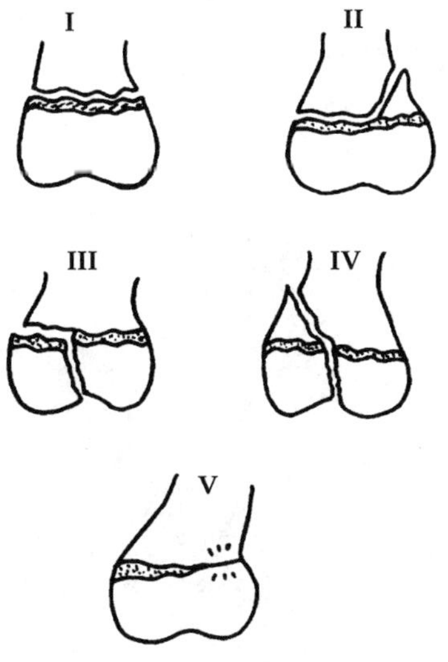

Figure 4 – Classification de Salter et Harris

Le type I correspond à un décollement entre la métaphyse et la plaque épiphysaire, sans prolongement du trait vers l'épiphyse ou la métaphyse. Il répond le plus souvent à un mécanisme de cisaillement. C'est une fracture plus fréquente chez le petit enfant. Le déplacement est souvent peu important, le fourreau périosté assurant la stabilité. Le pronostic est en général bon, sauf pour les épiphyses dont la vascularisation est compromise (extrémité supérieure du fémur).

Le type II est fréquent et défini par un trait de fracture qui se prolonge vers la métaphyse, emportant un fragment qui reste accolé à la plaque de croissance. Le périoste peut être intact le long du fragment métaphysaire, améliorant la stabilité de la réduction de la fracture. Le pronostic est le plus souvent bon.

Le type III est une fracture articulaire et son pronostic est donc double, lié à la croissance et au déplacement intra-articulaire. Ce type de lésion, peu fréquent, est dû à un effet de cisaillement intra-articulaire. Il nécessite le plus souvent un traitement chirurgical.

Le type IV est une fracture dont le trait intéresse à la fois la métaphyse et l'épiphyse. Le risque d'épiphysiodèse, et donc de troubles de croissance, est grand et justifie le plus souvent un traitement chirurgical. Surface articulaire et plaque de croissance doivent être réduites avec exactitude.

Le type V est rarement mis en évidence initialement. Il correspond à un traumatisme en compression de la plaque de croissance, qui aboutit à une épiphysiodèse par destruction directe de la zone germinative. Il résulte d'un mouvement forcé dans un plan de l'espace où l'articulation adjacente ne permet pas de mobilité (par exemple, varus au niveau de la cheville). Son pronostic est mauvais et justifie une surveillance prolongée pour le dépister s'il est suspecté.

Rang [20] a ajouté l'avulsion du ring périchondral *(type VI)*, qui peut entraîner une déviation axiale. Ogden [21] a proposé une classification plus complexe, tenant compte de la possible association des différents types de lésion. La fracture triplane de l'épiphyse distale du tibia chez l'adolescent en est l'exemple (type II + type III et parfois type IV) (Fig. 5).

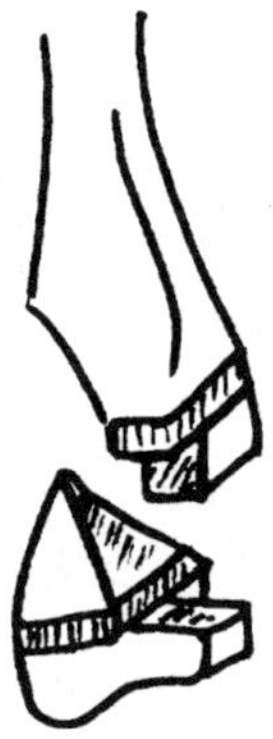

Figure 5 – Fracture triplane de l'extrémité distale du tibia (type II + type IV)

Il faut une atteinte de plus de 10 % de la surface de la plaque de croissance pour aboutir à un trouble de croissance ou à une déviation ; plus l'enfant est jeune, plus le trouble de croissance sera important.

Les traumatismes épiphysaires

En dehors des lésions déjà décrites, il faut garder à l'esprit que chez l'enfant, pendant une période assez longue, les épiphyses ne sont pas complètement ossifiées et qu'il faut toujours suspecter une lésion épiphysaire devant une hémarthrose.

Les complications et les séquelles

Les complications des fractures de l'enfant n'ont rien de spécifique lors de la phase initiale du traumatisme. La fréquence des fractures ouvertes ou des complications vasculo-nerveuses est évidemment moindre que chez l'adulte, mais en aucun cas ces lésions associées ne doivent être négligées, car l'infection ou l'ischémie sont aussi redoutables chez l'enfant que chez l'adulte. En cas de fracture ouverte ou de plaie, l'enfant doit bénéficier, comme l'adulte, d'une antibioprophylaxie (Tabl. II).

Les séquelles des fractures de l'enfant dépassent le cadre de notre propos. Toutefois, lors de la prise en charge initiale d'un traumatisme de l'enfant, il ne faut pas oublier que cet accident, souvent banal, peut avoir des conséquences dramatiques sur la croissance et donc sur la vie de cet adulte en puissance [22].

Tableau II – Exemple de protocole d'antibioprophylaxie utilisé au centre hospitalier du Mans, élaboré par l'unité de chirurgie orthopédique pédiatrique, les urgences médicochirurgicales, le service de bactériologie, le comité de lutte contre les infections nosocomiales et le comité du médicament

Plaies et fractures ouvertes	**Germes telluriques**			
– plaies de main avec ou sans composante osseuse – plaies de parties molles – fractures ouvertes	– plaies peu souillées et/ou ouverture punctiforme	Pénicilline G	100 000 U/kg/jour en 4 fois en IV, puis relais *per os* en 3 prises/jour : Oracilline® 100 000 U/kg/j avant les repas	48 heures 8 jours
	– plaies souillées ou potentiellement contaminées	Pénicilline G	100 000 U/kg/jour en 4 fois en IV et Netromycine® 6 mg/kg/jour en 1 à 2 perfusions IV de 30 min, puis relais *per os* en 3 prises/jour : Oracilline® 100 000 U/kg/j avant les repas	5 jours 5 jours

L'imagerie

Le bilan initial

Une des causes les plus fréquentes de séquelles des traumatismes de l'enfant est la méconnaissance diagnostique initiale. Le bilan radiographique initial doit donc permettre une évaluation précise. On doit être exigeant sur la qualité de sa réalisation. Les clichés seront toujours orthogonaux, prenant l'ensemble du segment avec les articulations sus et sous-jacentes. Il faut s'aider, au moindre doute, de clichés centrés. L'utilisation de l'échographie, du scanner et de l'IRM n'est pas encore de pratique courante, mais ces examens peuvent être d'un bon complément au diagnostic lésionnel (IRM dans les fractures de fatigue par exemple).

Faut-il des clichés comparatifs ?

Ce qu'il faut certainement, c'est pouvoir disposer, en salle de radiologie des urgences, d'un atlas de référence [23] car le rendement de ces clichés est le plus souvent faible (5 à 15 %) [24].

Pouvoir localiser, en fonction de l'âge, les points d'ossification reste d'une grande aide dans le diagnostic des lésions épiphysaires et apophysaires (Fig. 6 et 7).

En dernier recours, le cliché comparatif peut aider mais il ne doit pas être systématique. Les asymétries des points d'ossification ou des os surnuméraires sont possibles et donc trompeuses (Fig. 8).

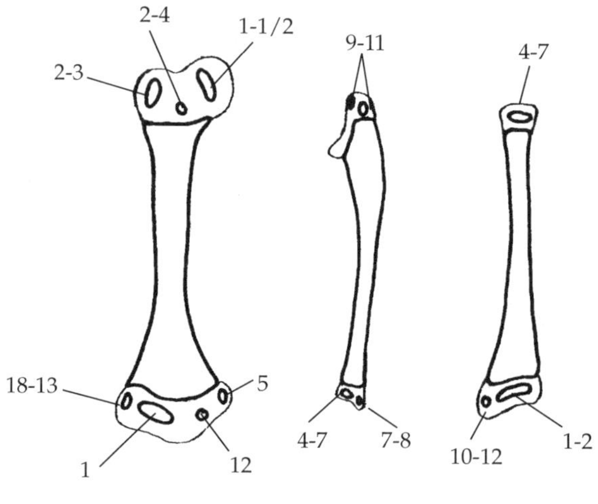

Figure 6 – Principaux points d'ossification secondaire du membre supérieur. Âges d'apparition en années

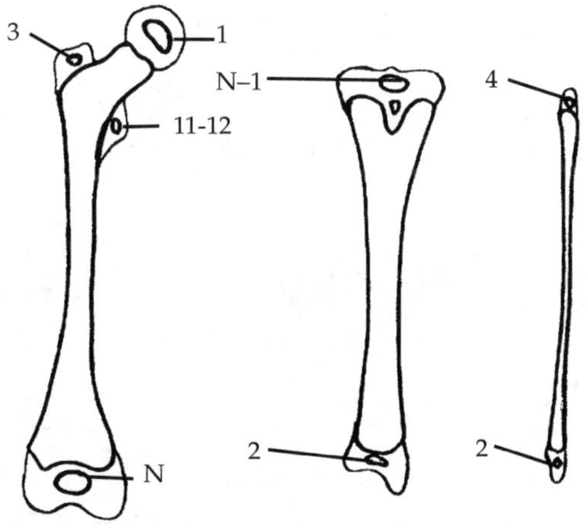

Figure 7 – Principaux points d'ossification secondaire du membre inférieur Âges d'apparition en années. N = naissance.

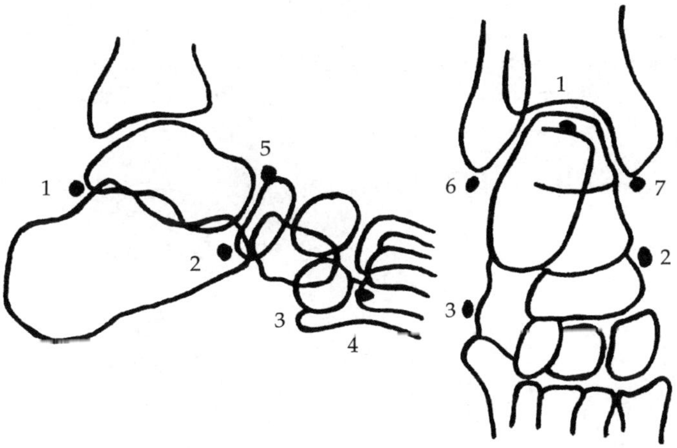

Figure 8 – Os surnuméraires les plus fréquents du pied
1 : os trigone ; **2** : os tibial externe ; **3** : os péronier ; **4** : os intermétatarsien ; **5** : os sus-scaphoïdien ; **6** : os sous-péronier ; **7** : os sous-tibial.

Les difficultés parfois rencontrées imposent que les dossiers des patients vus aux urgences puissent être réexaminés, par un senior ou par un spécialiste, dès le lendemain. Une double lecture des clichés radiographiques par un radiologue est également un gage de qualité de prise en charge.

La recherche de complications

Elle est du domaine du spécialiste et nécessite parfois le recours à un complément d'imagerie tel que le scanner, l'IRM ou l'artériographie.

Les principes du diagnostic initial

L'examen clinique

Chez l'enfant, encore plus que chez l'adulte, l'examen doit être patient et méticuleux. L'enfant localise mal sa douleur. Il faut palper tous les repères osseux ; la fracture est peut-être là où la douleur est plus vive. Lorsque l'enfant ne parle pas, il faut se fier à une modification des pleurs. Une ecchymose peut être le signal superficiel d'une fracture.

Les circonstances de l'accident et son mécanisme sont importants à faire préciser quand cela est possible. Sachons être alertés, mais rester prudents, lorsque les explications sont trop évasives ou inhabituelles, même dans les « bonnes familles ». Les mauvais traitements peuvent se voir dans tous les milieux socio-économiques.

L'examen général, l'examen des articulations sus et sous-jacentes, et la recherche de complications n'ont rien de spécifique chez l'enfant. *Tout doit être consigné précisément.*

Le bilan radiographique

Il sera orienté par l'examen clinique, mais il ne faut pas hésiter à explorer un segment entier, racine comprise, chez le tout-petit.

Les pièges

Penser à une pathologie rare (maladie de Lobstein, maladie de Recklinghausen) ou faire le diagnostic d'une fracture sur un os préalablement pathologique (kyste, tumeur) est du domaine du spécialiste, et il faudra y avoir recours au moindre doute. Cependant quelques pièges simples peuvent être déjoués :
- la fracture sous-périostée visible sur une seule incidence radiologique (jambe) ;
- l'entorse de genou sous une fracture de fémur (hémarthrose, *testing* sous anesthésie) ;
- le syndrome de « pronation douloureuse », qui simule un coude traumatique sans fracture radiologique ;
- le noyau d'ossification accessoire pris pour une fracture apophysaire (Fig. 8).
- la déformation plastique, sans fracture, du cubitus avec luxation de la tête radiale (radiographie de profil du coude) ;
- le décollement épiphysaire d'une épiphyse non calcifiée (hémarthrose, échographie).

Les principes du traitement

La prise en charge initiale

Le premier symptôme de l'enfant en traumatologie est la douleur. Il faut donc avant tout lutter contre celle-ci. L'enfant qui souffre moins sera plus aisément rassuré et se laissera examiner. Les examens complémentaires seront de meilleure qualité. Les parents seront mis en confiance. La qualité globale de la prise en charge s'en ressentira donc et cela doit être une priorité de l'équipe d'accueil.

Lutter contre la douleur, c'est d'abord une installation confortable, dans la position antalgique, pas nécessairement dans une attelle, un oreiller pouvant parfaitement convenir. L'immobilisation rigide n'est indispensable que pour des transferts répétés, elle ne l'est donc pas si l'enfant reste sur un brancard pour passer de la salle d'examen en salle de radiologie, puis au bloc opératoire, où il sera endormi avant toute manipulation.

L'œdème majore la douleur et le risque de complication cutanée ou vasculaire. Il faut donc lutter contre celui-ci avec une vessie de glace, en protégeant la peau et en utilisant un anti-inflammatoire.

L'administration d'un antalgique peut être à l'initiative de l'infirmière si elle dispose d'un protocole précis, validé par les médecins. L'utilisation de la voie veineuse n'est pas systématique chez l'enfant et peut souvent attendre l'application de pommade anesthésique cutanée si les premiers antalgiques sont administrés par une autre voie (Tabl. III). L'évaluation initiale de la douleur n'est pas indispensable pour agir, elle le devient ensuite pour juger de l'efficacité du traitement choisi.

Traitement orthopédique ou chirurgical ?

La croissance et les possibilités de consolidation de cet âge font du traitement orthopédique le traitement de choix chez l'enfant. Cependant, les contraintes sociales et scolaires et les progrès des traitements chirurgicaux par voie percutanée de ces dernières années laissent une large place au traitement chirurgical.

La surveillance

La mise en route d'un traitement orthopédique implique une surveillance attentive. Le dépistage des complications doit être une priorité. Une information précise doit être donnée à l'entourage de l'enfant concernant les risques compressifs sous appareil plâtré. Le syndrome de Volkmann ou tout autre syndrome de loge doivent être dépistés précocement [25]. La prévention des complications thrombo-emboliques ne se justifie que chez l'enfant pubère. Le dépistage des déplacements secondaires sous plâtre est systématique et se fait radiologiquement en consultation aux 8e et 15e jours.

Tableau III – Exemple de protocole de prescription d'antalgique

Protocole antalgique de première intention, chirurgie pédiatrique et urgences médicochirurgicales, centre hospitalier du Mans

1. Avertissement concernant la pommade Emla®
Si un abord veineux est nécessaire, la pommade **Emla®** doit être posée ; cependant, cette pratique **ne doit pas retarder** la mise en route d'un traitement antalgique efficace, au besoin par voie veineuse. **La priorité est de calmer la douleur de l'enfant**.

2. Antalgie de première intention aux UMC
À l'initiative de l'infirmière ou du médecin. Évaluation subjective de la douleur.
Après vérification d'administration antérieure d'un antalgique.
Consigner sur la feuille de prescription tous les médicaments administrés.
Si voie veineuse : **Prodafalgan®**, 30 mg/kg toutes les 4 ou 6 heures mais pas plus de 120 mg/kg/jour.
Il faut impérativement utiliser le solvant du laboratoire.
Si *per os* : **Doliprane® ou Efferalgan®** 15 mg/kg 4 fois par jour
On peut utiliser le sirop **Efferalgan®** (suspension buvable) à la dose pondérale par pipette.
Si on utilise la voie rectale, **Dafalgan® suppos** à 80 mg, pour 6 kg environ, 150 mg pour 10 kg environ, 300 mg pour 20 kg environ **Doliprane® suppos** à 80 mg, 170 mg et 350 mg.
Le **Nifluril®** est systématiquement associé en cas de fracture, avec les suppos enfant à 400 mg : 1 suppo pour 10 kg de poids (à partir de 6 mois ou de 5 kg).

3. Fracture, traumatisme des extrémités, douleur importante
Les médicaments précédents peuvent être utilisés d'emblée à l'initiative de l'infirmière.
Utiliser des antalgiques de niveau 2 sur prescription médicale :
Per os : **Codoliprane®** (**2 cp/10** kg 4 fois par jour) ou **Efferalgan Codéiné®** (1/2 cp/15 kg 4 fois par jour).
Par voie intraveineuse : **Nubain®** (0,2 mg/kg toutes les 4 heures au maximum).
Par voie rectale : **Nubain®** (0,3 mg/kg une fois, si enfant de plus de 2 ans et si hospitalisé, 2 heures ensuite).
Le **Nifluril®** est associé selon les mêmes modalités que précédemment.

4. Gestes de petite chirurgie aux Urgences
Spray de **Xylocaïne®** à 5 % sur la plaie anesthésie locale.
Xylocaïne® à 1 % en anesthésie locale par injection dans les berges de la plaie (2 ml/5 kg), associé à du **bicarbonate de sodium** (1 ml à 4,2 % pour 5 ml de Xylocaïne).
Si enfant agité : **Hypnovel®** (0,3 mg/kg intrarectal sans dépasser 8 mg en diluant la dose dans 5 ml de Na Cl à 0,9 %) ; nécessite une hospitalisation de 2 heures ensuite pour surveillance.
Associer un antalgique de niveau 1 ou 2 en fonction de la situation et du patient.

5. Fracture de fémur
Réalisation d'un bloc crural à la **bupivacaïne** à la dose de 2 mg/kg (**Marcaïne®**)
Pour les autres fractures accessibles à ce type d'analgésie, la réalisation d'un bloc nerveux régional doit être discutée chaque fois que possible.

L'environnement familial et social de l'enfant

Les parents

Les parents sont l'intermédiaire inévitable entre l'enfant et le médecin. Expliquer son traumatisme à l'enfant est une chose, bien faire comprendre le traitement et les risques évolutifs aux parents en est une autre. C'est pourtant une étape importante et obligatoire car des explications simples, de quelques minutes, évitent souvent des malentendus préjudiciables à l'enfant ou au médecin… Une information précise doit être donnée sur la lésion elle-même et ses conséquences possibles dans l'avenir, sur le mode de traitement et son risque de complications. Toute imprécision du corps médical est suspecte aux yeux des parents et complique les relations. Il faut aussi reconnaître la limite de ses compétences et ne pas hésiter à demander un avis spécialisé, ce qui sera toujours bien vécu par les parents.

La prévention

Elle doit aussi se faire aux Urgences et est pourtant souvent négligée. Conseiller des protections (casque de vélo, poignets pour la pratique du roller…) lors d'un traumatisme bénin, c'est peut-être éviter un drame futur.

Le certificat médical initial [26, 27]

Le certificat médical initial doit être rédigé, de préférence, sur un document portant en en-tête le nom du médecin et de l'établissement et non pas sur le document founi par l'assurance. Les éléments à mentionner sont :
- la date du traumatisme et l'identité du patient,
- l'énumération précise des lésions constatées, les résultats du bilan et le traitement ;
- l'ITTP (incapacité temporaire totale personnelle).

Depuis la réforme du Code pénal de 1992, dont le décret d'application est paru en mars 1994, l'ITTP remplace l'ITT (incapacité temporaire totale). Elle correspond à la période durant laquelle la victime a besoin d'aide pour les gestes de la vie courante [28]. Chez l'enfant, on se réfère en fait à la durée d'immobilisation habituelle de la fracture (Tabl. IV). Parfois, l'enfant retourne à l'école avant le terme de la consolidation, il s'agit alors d'ITP (incapacité temporaire partielle) dès lors qu'il a pu reprendre l'école et jusqu'au terme de la consolidation. Cette ITP ne peut être précisée que par l'expert. Une ITT de plus de 8 jours en cas d'accident avec tiers met en route une procédure, une ITT de plus de 90 jours entraîne la juridiction pénale.

Le certificat sera établi en plusieurs exemplaires, dont un est classé dans le dossier médical.

Il faut penser au certificat d'éviction sportive chez l'enfant, en tenant compte, dans la durée d'interruption, de la période de réadaptation après consolidation.

L'enfant maltraité [29, 30]

Le diagnoctic en est très difficile, le bilan sera fait au mieux, en hospitalisation en milieu spécialisé. Ce diagnostic ne doit pas être porté à la légère.

En cas de forte présomption, il convient, comme nous y obligent les articles 62 du Code pénal et 45 du Code de déontologie médicale, d'informer le substitut auprès du procureur de la République, qui prononcera avec le juge pour enfant, le placement de l'enfant dans le service, sous la responsabilité du directeur de l'hôpital. Les parents doivent être informés de la démarche.

Tableau IV – Durées moyennes d'immobilisation en fonction de la localisation de la fracture

	jusqu'à 5 ans (en jours)	de 5 à 10 ans (en jours)	à la puberté (en jours)
Membre supérieur			
– clavicule	21	30 à 45	45
– ext. sup. humérus	21 à 30	30 à 45	45
– diaphyse humérus	21 à 30	45	45
– ext. inf. humérus	30	45	45
– ext. sup. radius ou cubitus	30	30 à 45	45
– diaphyse des deux os avant-bras	45	45	90
– ext. inf. radius ou cubitus	30	45	45
– scaphoïde carpien	60	90	90
– main	21	30	30
Membre inférieur			
– Bassin	30	45	45
– ext. sup. fémur	45	60 à 90	90
– diaphyse fémur	30 à 45	60	90
– ext. inf. fémur	30 à 45	45	45 à 60
– ext. sup. tibia	30 à 45	45	45 à 60
– diaphyse tibia	30 à 45	60	90
– ext. inf. tibia	30 à 45	45	45
– pieds	30	45	45
– avant-pied	30	30	30

En cas de doute, ou de suspicion de « négligence », on peut contacter l'assistance sociale de secteur ou le médecin de PMI, qui se livreront à une enquête de voisinage et ont pouvoir d'informer le procureur de la République.

BIBLIOGRAPHIE

[1] Currey JD. The effect of porosity and mineral content on the young's modulus of elasticity of compact bone. J Biomech 1988 ; 21, 2 : 131-139.

[2] Currey JD. Changes in the impact energy absorption of bone with age. J Biomech 1979 ; 12 (6) : 459-469.

[3] Tanguy A, Boisgard S, Bremont JL. Particularités de l'os de l'enfant, biomécanique, évolution d'un cal osseux. In : Clavert JM, Metaizeau JP, eds. Les fractures des membres chez l'enfant. Montpellier : Sauramps Médical, 1990.

[4] Pous JG, Dimeglio A, Teot L *et al.* Le cartilage de croissance. In : Conférences d'enseignement de la SOFCOT, 1981. Expansion scientifique française, 1981.

[5] Teot L, Vannereauh. Le cartilage de croissance. In : Clavert JM, Metaizeau JP, eds. Les fractures des membres chez l'enfant. Montpellier : Sauramps Médical, 1990.

[6] Brand RA. Fracture healing. In : Albright JA, Brand RA, eds. The scientific basis of orthopaedics. New York : Appleton-Centure-Crofts, 1979 : 189-311.
[7] McKibbin B. The biology of fracture healing in long bones. J Bone Jt Surg 1978 ; 60B (2) : 150-162.
[8] Burr DB, Martin RB. Errors in bone remodeling : towards a unified theory of metabolic bone desease. Am J Anat 1989 ; 186 (2) : 186-216.
[9] Pauwels F. Biomécanique de la guérison des fractures. In : Biomécanique de l'appareil locomoteur. Berlin, Heidelberg, New York : Springer Verlag, 1979.
[10] Tschantz P, Rutishauser E. La surcharge mécanique de l'os vivant. Les déformations plastiques initiales et l'hypertrophie. Ann Anat pathol 1967 ; 12 (3) : 223-248.
[11] Stephens MM, Hsu LCS, Leong JCY. Leg length discrepancy after femoral shaft fractures in children. J Bone Jt Surg 1989 ; 71B (4) : 615-618.
[12] Robert M, Khouri N, Carlioz H *et al.* Fractures of the proximal tibial metaphysis in children, review of a series of 25 cases. J Pediatr Orthop 1987 ; 7 (4) : 444-449.
[13] Mabrey JD, Fitch RD. Plastic deformation in pediatric fractures : mechanism and treatment. J Pediatr Orthop 1989 ; 9 (3) : 310-314.
[14] Sanders WE, Heckman JD. Traumatic plastic deformation of the radius and ulna – A closed method of correction of deformity. Clin Orthop 1984 ; 188 : 58-67.
[15] Dimeglio A. Les fractures avulsions. In : Dimeglio A, Hérisson Ch, Simon L, eds. Les traumatismes du sport chez l'enfant et l'adolescent. Paris, Milan, Barcelone : Masson, 1977.
[16] Filipe G, Dupont JY, Carlioz H. Les fractures itératives des deux os de l'avant-bras de l'enfant. Chir Ped 1979 ; 20 (6) : 421-426.
[17] Vidal J, Pous JG, Adrey J. Les fractures itératives des deux os de l'avant-bras chez l'enfant. Montpellier Chir 1971 ; 17 : 337-343.
[18] Lefort J. Traumatismes des cartilages de croissance diaphysaires. In : Conférences d'enseignement de la SOFCOT, 1983. Expansion scientifique française, 1983 : 83-99.
[19] Salter RB, Harris WR. Injuries involving the epiphyseal plate. J Bone Jt Surg 1963 ; 45A : 587-622.
[20] Rang M. The growth plate and its related disorders. Baltimore : Williams and Wilkins Co, 1969.
[21] Ogden JA. Injury to the growth mechanism of the immature skeleton. Skeletal Radiol 1981 ; 6 (4) : 237-253.
[22] Dimeglio A, Herisson O, Simon L. Les traumatismes de l'enfant et leurs séquelles. Paris, Milan, Barcelone, Bonn : Masson, 1993.
[23] Keats TE. An atlas of normal roentgen variants that may simulate disease. Chicago : Year Book medical, 1976.
[24] Ferran JL, Dimeglio A, Diard F, Couture A. Imagerie des complications des traumatismes du squelette de l'enfant. In : Dimeglio A, Herisson O, Simon L, eds. Les traumatismes de l'enfant et leurs séquelles. Paris, Milan, Barcelone, Bonn : Masson, 1993.
[25] Matsen FA, Winquist RA, Krugmire RB. Diagnosis and management of comportmental syndromes. J Bone Jt Surg 1980 ; 62A : 286-291.
[26] Caloni M. Guide pratique des certificats médicaux. La Gazette médicale. Paris : France documentation, 1986.
[27] Ordre national des médecins. Guide d'exercice professionnel à l'usage des médecins. Paris : Masson.
[28] Bedock B *et al.* Certificat médical de coups et blessures volontaires. Protocole n° I.I.1/1997. In : Protocoles de prise en charge et traitement des urgences, recommandations et conseils. Société francophone des urgences médicales. Paris : Arnette, 1997.
[29] Glorion B. Les sévices à enfants, conduite à tenir pour l'orthopédiste pédiatre. In : Clavert JM, Metaizeau JP. Les fractures des membres chez l'enfant. Montpellier : Sauramps Medical, 1990.
[30] Mallet JF, Padovani JP, Rigault P. Syndrome de Sylverman ou syndrome des enfants battus. Sem Hôpitaux 1984 ; 60 : 1825-1835.

Pour en savoir plus

Blount WP. Fractures in children. Baltimore : Williams and Wilkins, 1955.
Ogden A. Skeletal injury in the child. Philadelphie : Lea and Febiger, 1982.
Rang M. Children's fractures. Philadelphie : Lippincott, 1974.
Tachdjian M. Pediatric orthopedics (vol. 4). Philadelphie : Saunders, 1972.

CHAPITRE V

TRAUMATOLOGIE SPÉCIFIQUE DU MEMBRE SUPÉRIEUR DE L'ENFANT

A. Soulié*, M. Chapuis**, B. Dohin***, B. de Courtivron****

Rappel

La longueur du membre supérieur est multipliée par trois de la naissance à l'âge adulte.

Les zones de croissance fertiles sont loin du coude, 40 % de la longueur étant représenté par l'extrémité supérieure de l'humérus, et 40 % par l'extrémité inférieure des deux os de l'avant-bras. Les traumatismes de ces deux zones peuvent donc avoir une répercussion importante sur la croissance.

* Service de Chirurgie pédiatrique, Centre hospitalier universitaire, 49033 Angers.
** Service de Chirurgie pédiatrique, Centre hospitalier universitaire, 75033 Rennes.
*** Service de Chirurgie pédiatrique, Centre hospitalier régional, 72037 Le Mans.
**** Service de Chirurgie pédiatrique, Centre hospitalier universitaire, 37044 Tours.

Clavicule

On suspecte une fracture de la clavicule chez un enfant qui présente une déformation de cette dernière, qui est douloureuse, après une chute sur le moignon de l'épaule ou sur le bras. Une radiographie de la clavicule prenant l'épaule et l'extrémité supérieure de l'humérus confirme le diagnostic.

Il s'agit le plus souvent de fractures du tiers moyen, qui nécessitent un traitement orthopédique, s'il n'y a pas de menace cutanée, l'immobilisation étant assurée par des anneaux pendant 3 semaines, sans nécessité de radiographie de contrôle lors de la consultation à 3 semaines. Pour les fractures du quart externe, il faut les considérer comme un équivalent de luxation acromioclaviculaire et réaliser des radiographies dynamiques avant d'entreprendre un geste chirurgical.

La pseudoluxation acromioclaviculaire est un décollement épiphysaire de l'extrémité distale de la clavicule [1], avec un fragment proximal éjecté hors de son périoste et un risque d'une clavicule en Y si la fracture n'est pas réduite, une néoclavicule se reconstituant à partir du fourreau périosté.

Il faut prêter attention aux images de continuité, sans contexte traumatique, avec une clavicule indolore : il faut alors évoquer le diagnostic de pseudarthrose congénitale et demander un avis chirurgical.

En pratique, avant l'âge de 8 ans ou en cas de tiers moyen non déplacé, le traitement est orthopédique, un coude au corps étant suffisant avant l'âge de 3 à 4 ans. Dans les autres cas, il faut demander un avis chirurgical mais la chirurgie est exceptionnelle.

Humérus

Extrémité supérieure de l'humérus

Un enfant vient de faire une chute sur l'épaule. On demande une radiographie de l'épaule de face et de profil. On distingue la fracture avec décollement épiphysaire (rare) de type I ou II et la fracture métaphysaire, la plus fréquente.

Seules deux radiographies orthogonales avec une face et un profil transthoracique permettent d'apprécier le déplacement exact du foyer de fracture (Fig. 1). Le piège radiologique classique est la projection du cartilage de croissance à deux niveaux, lorsque la radiographie de face n'est pas réalisée dans un plan orthogonal à celui du cartilage de croissance.

Le traitement est le plus souvent orthopédique [2], par un coude au corps type Dujarrier pendant 4 à 6 semaines, sauf si l'angulation excède 20°, ou si la translation est supérieure à 50 %. Dans ces deux cas, une réduction sera réalisée sous anesthésie générale (Fig. 2), éventuellement stabilisée par une ostéosynthèse.

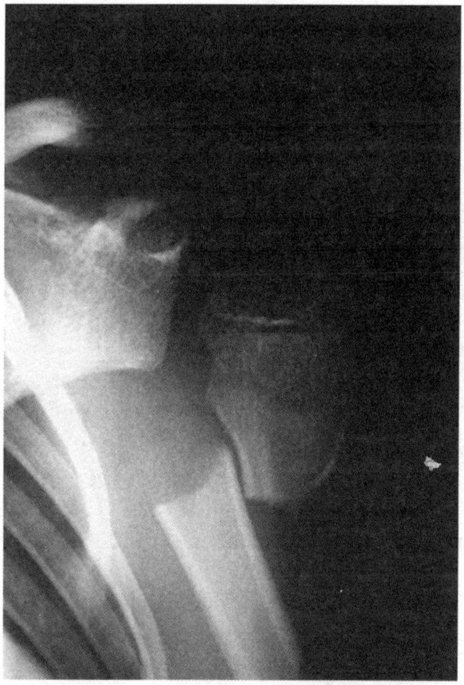

Figure 1 – Fracture métaphysaire supérieure de l'humérus gauche déplacée

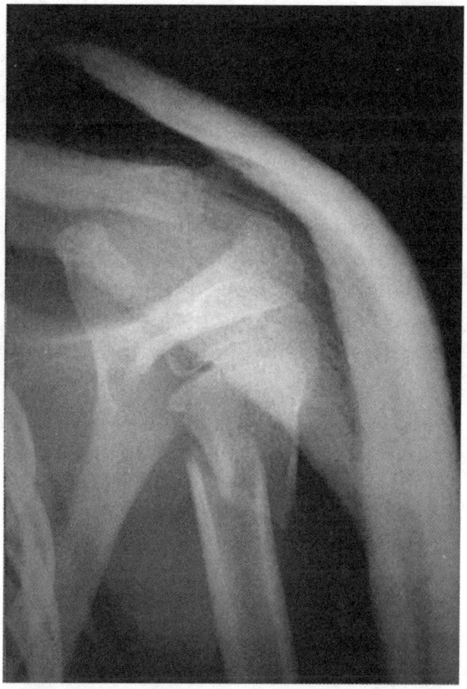

Figure 2 – Réduction sous anesthésie générale et maintien par une attelle directionnelle plâtrée

Diaphyse humérale

Après un choc direct sur le bras, avec un bras douloureux, voire présentant une mobilité anormale, il faut réaliser une radiographie de l'humérus de face et de profil, prenant l'épaule et le coude.

Avant tout, il faut vérifier la fonction du nerf radial (flexion dorsale du poignet, extension des articulations métacarpophalangiennes). Si la fracture n'est pas déplacée, un traitement orthopédique sera réalisé par un Mayo Clinic ou un Dujarrier pendant 3 à 6 semaines. En cas de déplacement, la fracture sera réduite sous anesthésie générale, éventuellement stabilisée par un embrochage centromédullaire.

La paralysie radiale associée ne nécessite pas d'indication chirurgicale en urgence [3], mais une exploration secondaire en cas de non-régression spontanée de la paralysie.

L'abord chirurgical est exceptionnel, notamment à cause du danger de lésion du nerf radial dans la voie d'abord.

Fracture supracondylienne de l'humérus

Lors des fractures de l'extrémité inférieure de l'humérus, et notamment la fracture supracondylienne, l'enfant se présente avec un gros coude douloureux et une impotence fonctionnelle. Les radiographies du coude de face et de profil doivent prendre au moins sur une incidence l'ensemble de l'avant-bras.

La fracture supracondylienne est la plus fréquente des fractures du coude de l'enfant.

Seul le stade I, où la fracture n'est pas ou très peu déplacée, peut correspondre à un traitement orthopédique par un plâtre brachio-antibrachiopalmaire (BABP) associé à un Mayo Clinic ou à un Dujarrier, ou selon la méthode de Blount [2], préférée par certains, lorsque la famille est fiable, et surtout chez l'enfant jeune.

Lors des stades II (déplacement modéré), III (déplacement important mais fragments toujours en contact) ou IV (déplacement important sans contact des fragments) (Fig. 3), le traitement est chirurgical, avec réduction sous anesthésie, et éventuellement ostéosynthèse percutanée ou à foyer ouvert. L'embrochage élastique stable descendant [4] est une alternative à l'ostéosynthèse des stades III ou IV.

Avant l'âge de 3 ans, ou en cas de fracture en flexion, le traitement est plutôt chirurgical.

Chez le nouveau-né, la radiographie est parfois d'interprétation difficile et l'échographie est alors utile.

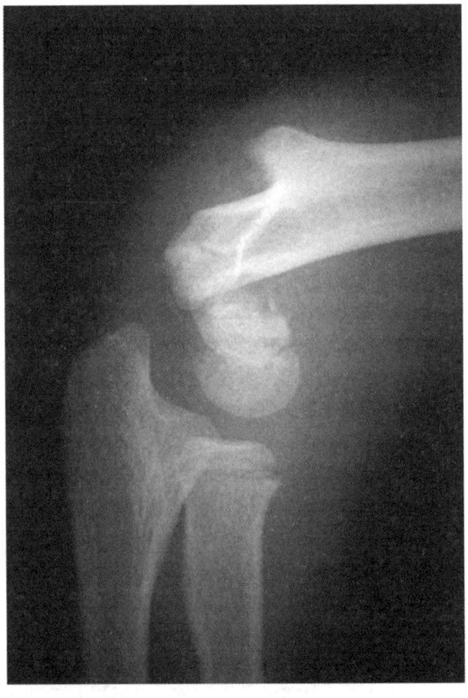

Figure 3 – Fracture stade IV de la palette humérale

L'absence de pouls radial et l'ischémie ne conduisent à un traitement chirurgical que s'ils ne disparaissent pas rapidement après la réduction manuelle de la fracture. Si, après réduction, le pouls n'est pas récupéré mais que la main est chaude, une surveillance de 24 heures est nécessaire, au cours de laquelle la récupération est souvent obtenue.

Les paralysies ne sont pas une contre-indication à la réduction manuelle.

L'immobilisation est de 4 à 6 semaines. En cas de paralysie complète (nerfs médian ou radial) persistant au-delà du 2 ou 3e jour, l'exploration chirurgicale est licite, de même pour les paralysies ulnaires complètes dans les fractures en flexion.

Fracture du condyle latéral

La déformation et la douleur siègent électivement en regard du condyle latéral, après un traumatisme du coude.

Les fractures de stade I, de déplacement nul ou à translation latérale pure n'excédant pas 2 mm peuvent être traitées orthopédiquement par un BABP et un Dujarrier pendant 4 à 6 semaines.

Les fractures de stade II (fracture moyennement déplacée avec peu ou pas de rotation) ou III (fractures très déplacées avec rotation du fragment distal) nécessitent une réduction sous anesthésie générale avec ostéosynthèse.

La fracture du capitellum (fracture dans le plan frontal de la partie antérieure articulaire du condyle) est toujours de traitement chirurgical [5].

Fracture de l'épitrochlée

La douleur et la déformation siègent en regard du bord médial du coude.

La classification de ces fractures se fait en quatre degrés : le degré 1 est une fracture peu ou pas déplacée, le degré 2 est une fracture déplacée en arrière ou en bas, le degré 3 présente une incarcération de l'épitrochlée dans l'articulation humérocubitale et le degré 4 (Fig. 4) associe une luxation du coude à la fracture de l'épitrochlée.

Un déplacement de moins de 5 mm sera traité orthopédiquement pendant 5 à 6 semaines par BABP et Dujarrier. Si le déplacement excède 5 mm, le traitement est chirurgical.

En cas de fracture associée à une luxation du coude, la fracture doit être testée après réduction de la luxation sous anesthésie générale. Si le coude est stable, on traite comme une fracture peu déplacée ; s'il est instable, quel que soit le déplacement, le traitement est chirurgical, à foyer ouvert, avec une immobilisation plâtrée pendant 3 semaines.

Fracture sus et intercondylienne de l'humérus

Le traitement est toujours chirurgical à foyer ouvert.

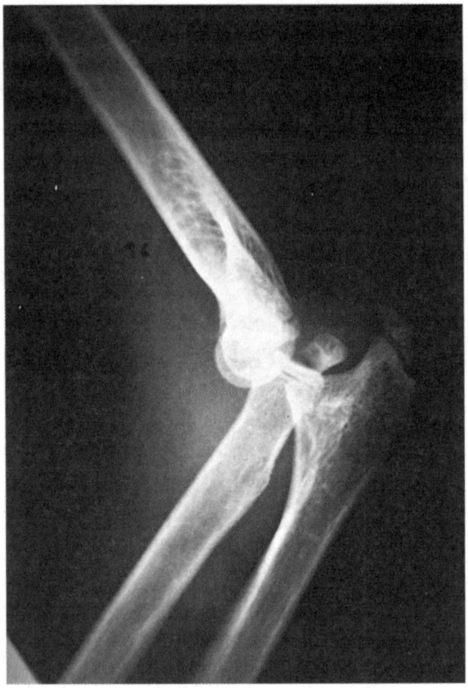

Figure 4 – Fracture de l'épitrochlée associée à une luxation postérieure du coude

Fracture du condyle médial

Le traitement en est toujours chirurgical avec ostéosynthèse par broche ou vis au-delà de l'âge de 12 ans, la restauration anatomique de cette fracture articulaire étant nécessaire.

Fracture de l'épicondyle

Elle est souvent associée à une luxation du coude et généralement dépistée lors du *testing* d'un coude après réduction d'une luxation.

Pour la fracture extra-articulaire, sa consolidation est assurée par un traitement orthopédique (BABP), de 21 jours le plus souvent.

Déplacée, elle nécessite une fixation chirurgicale.

Décollement épiphysaire de l'épiphyse humérale

Chez le tout-petit, il faut y penser devant un aspect de luxation postérieure du coude, qui n'existe pas à cet âge-là. Une réduction est alors réalisée sous anesthésie générale, avec embrochage si instable.

Luxation du coude

Il s'agit le plus souvent d'un enfant qui vient de faire une chute sur la paume de la main, le coude en extension. Le coude est douloureux, il a perdu ses reliefs habituels et il existe une impotence fonctionnelle.

La luxation doit être réduite en urgence, sous anesthésie générale, et la stabilité du coude doit être testée. L'immobilisation est de 2 semaines, coude fléchi à 90°. Il faut rechercher une éventuelle fracture associée, qui existe dans 50 % des cas [6] et toujours réaliser des radiographies du coude de face et de profil avant la réduction (Fig. 5).

L'axe du radius passe obligatoirement par le condyle externe, quel que soit le degré de flexion du coude.

Tout traumatisme du coude doit avoir au moins une incidence prenant tout l'avant-bras, de même que toute fracture a priori *isolée du cubitus doit avoir une incidence du coude.*

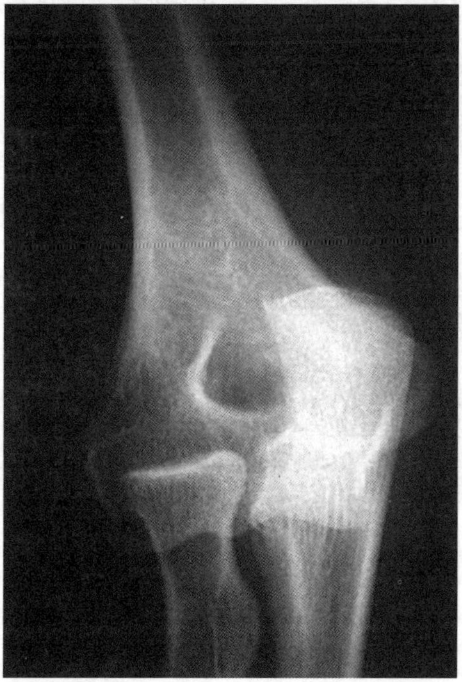

Figure 5 – Luxation postérieure du coude

Fractures du cubitus

Fracture de l'olécrâne

Il s'agit le plus souvent d'un choc direct à la face postérieure du coude.

Si la fracture n'est pas déplacée, le traitement est orthopédique (BABP) pendant 4 à 6 semaines. Les fractures déplacées (Fig. 6) sont de traitement chirurgical par voie d'abord postéroexterne.

Fracture de la coronoïde

Si le coude est instable ou si le fragment est important, le traitement est chirurgical, par abord postérieur.

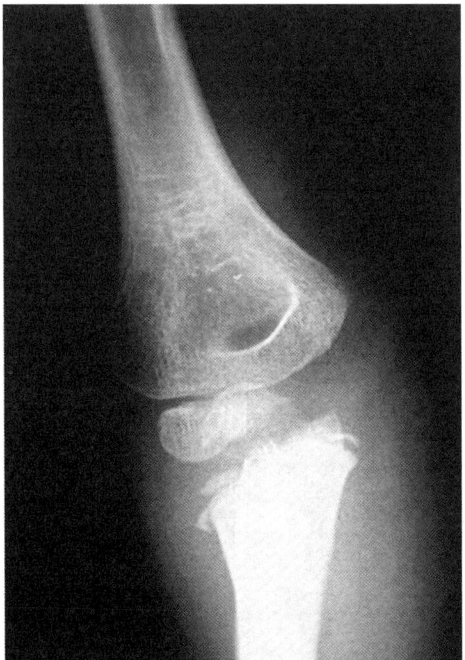

Figure 6 – Fracture déplacée de l'olécrâne associée à une fracture du col du radius

Fracture de la diaphyse cubitale

Devant une déformation de l'avant-bras, qui est douloureux sur le bord médial, il faut réaliser des radiographies de face et de profil, prenant le coude et le poignet.

Si la fracture est non déplacée, le traitement est orthopédique, par un BABP pendant 6 semaines. La fracture déplacée nécessite une réduction sous anesthésie générale. Il faut toujours rechercher une luxation associée de la tête radiale, dont l'association constitue une lésion de Monteggia [7], et qui se corrige le plus souvent après réduction de la fracture du cubitus (Fig. 7 à 10).

Fractures du radius

Fracture du col du radius

Le diagnostic est évoqué devant un gros coude douloureux, post-traumatique, la douleur siégeant à la partie basse du bord latéral du coude, et confirmé par une radiographie de l'avant-bras de face et de profil, prenant le coude.

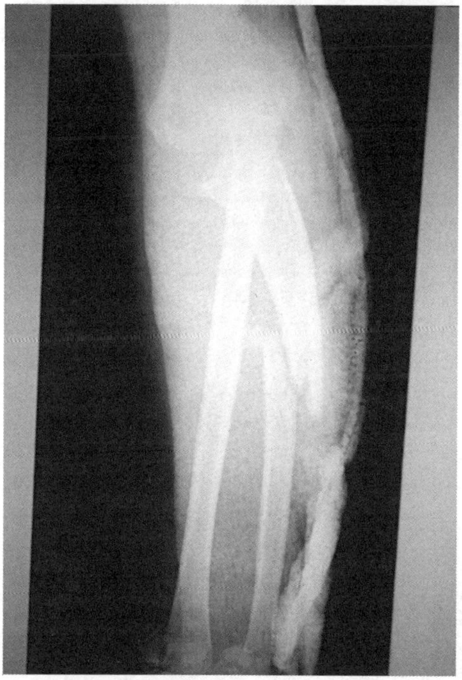

Figure 7 – Lésion de Monteggia associée à une fracture du quart inférieur des deux os de l'avant-bras (vue de face)

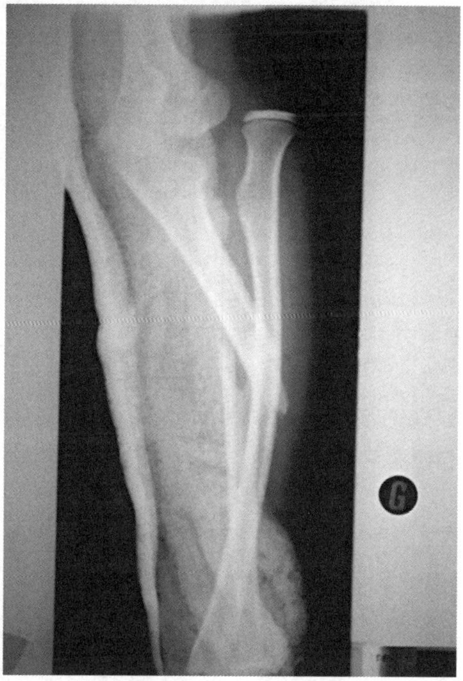

Figure 8 – Lésion de Monteggia vue de profil

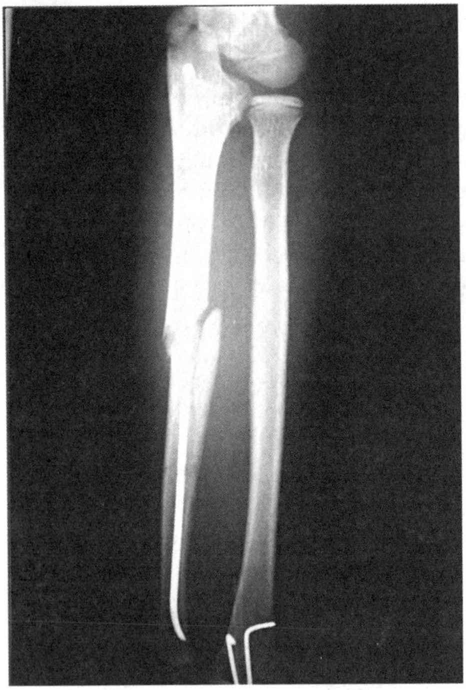

Figure 9 – Lésion de Monteggia après ostéosynthèse de face

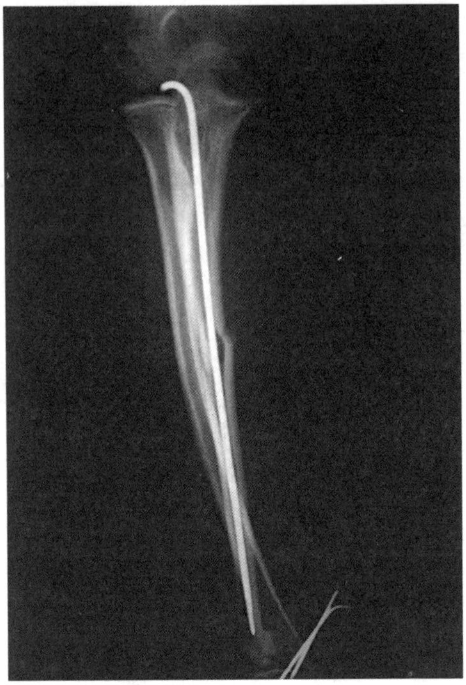

Figure 10 – Lésion de Monteggia après ostéosynthèse de profil

Les bascules de plus de 20° par rapport à l'interligne nécessitent toujours une réduction sous anesthésie générale par méthode orthopédique ou, au-delà de 45°, par poinçonnage ou embrochage centro-médullaire [8].

Fracture avec décollement épiphysaire Salter II de l'extrémité inférieure du radius

On suspecte cette fracture chez un enfant qui se présente avec un poignet douloureux et une déformation qui siège le plus souvent à la face postérieure. Des radiographies de l'avant-bras prenant le poignet de face et de profil sont alors réalisées. Si le déplacement postérieur est supérieur à 20°, survenant moins de 2 ans avant la fin de la croissance, soit 11 ans chez la fille et 13 ans chez le garçon, il faut une réduction sous anesthésie générale, avec immobilisation de 4 à 6 semaines en fonction de l'âge, dont 3 semaines en BABP. Dans la réalisation du plâtre, il est plus important de bien mouler le foyer de fracture afin d'éviter un déplacement secondaire, que d'immobiliser l'avant-bras en flexion ou en extension du poignet.

Fracture des deux os de l'avant-bras

Devant un avant-bras douloureux, déformé le plus souvent en crosse, on réalise des radiographies prenant toujours le coude et le poignet afin de ne pas méconnaître une fracture ou une luxation.

Les fractures déplacées nécessitent toujours une réduction sous anesthésie générale. La consolidation dépend davantage de la qualité de la réduction que de la durée d'immobilisation, qui est habituellement de 3 mois dans un BABP pour un tiers moyen. Pour un quart inférieur, l'immobilisation est de 6 semaines.

Traumatologie du poignet et de la main

Fracture du scaphoïde

Il s'agit le plus souvent d'un adolescent qui se présente avec une douleur de la tabatière anatomique, douleur reproduite par l'extension du pouce. On réalise alors une radiographie du poignet de face et de profil, ainsi que des clichés en inclinaison radiale et ulnaire.

Plus rare que chez l'adulte, voire exceptionnelle, elle est souvent associée à une entorse des os du carpe qui passe inaperçue [9]. Elle nécessite une immobilisation plâtrée durant 45 jours par un BABP prenant la colonne du pouce, et durant 45 autres jours par une manchette plâtrée prenant également la première colonne.

Fracture des métacarpiens

Après un traumatisme de la main, l'enfant se présente avec une douleur de la paume et de la face dorsale de la main, en regard d'un métacarpien. La flexion des doigts dans la paume met parfois en évidence la perte du relief osseux d'une tête d'un métacarpien. Il faut demander des radiographies de face, ainsi qu'un cliché déroulé des métacarpiens.

Les fractures des premier et cinquième rayons nécessitent un avis chirurgical pour un éventuel brochage.

Une fracture de la base du cinquième métacarpien est *a priori* instable et nécessitera un embrochage.

Une fracture du col du cinquième métacarpien avec plus de 30° de bascule nécessite une réduction et éventuellement un brochage.

Les fractures déplacées des deuxième, troisième et quatrième métacarpiens nécessitent un avis chirurgical ; les fractures non déplacées sont de traitement orthopédique, manchette plâtrée pour 4 semaines.

Fracture des phalanges

Les fractures articulaires sont toujours de traitement chirurgical et les fractures extra-articulaires sont *a priori* de traitement orthopédique (syndactylie ou immobilisation par une attelle de Zimmer pendant 3 semaines), sauf en cas de déplacement important nécessitant une réduction, voire un brochage.

Entorse

Poignet : si le traumatisme est sévère, il faut rechercher l'instabilité du carpe (clichés dynamiques). En cas de doute, il ne faut pas hésiter à immobiliser pendant huit jours puis revoir l'enfant en consultation.

Doigt : devant une entorse de la MP du I, il faut toujours rechercher l'instabilité frontale qui, si elle existe, sera chirurgicale. Une luxation doit être réduite et sera chirurgicale si elle est instable après réduction. Dans le cas contraire, l'immobilisation est assurée par une syndactylie pour 3 semaines.

MP et IP : une entorse de la MP est toujours de traitement chirurgical, contrairement à l'IP, qui est le plus souvent de traitement orthopédique sauf cas grave (plaque palmaire). L'immobilisation d'une entorse des doigts se fait avec 15 à 20° de flexion, pendant 3 semaines, en syndactylie.

Plaie de la main

Toute plaie de la main est *a priori* vasculaire, tendineuse ou nerveuse et impose donc un bon examen clinique et un avis chirurgical. Tout doute doit conduire à une exploration chirurgicale sous anesthésie générale.

La pronation douloureuse de Broca

Il s'agit d'une subluxation de la tête radiale par extension et pronation forcée, l'enfant se tenant le plus souvent en flexion et pronation de l'avant-bras, avec une impotence fonctionnelle totale.

La réduction se fait en supination et flexion progressive du coude, le pouce de l'opérateur sur la face antérieure de la tête radiale, avec palpation d'un ressaut lors de cette manœuvre. La mobilité du coude doit être strictement normale après réduction, avec un coude indolore.

Délais de consolidation des fractures

Les délais de consolidation des fractures du membre supérieur de l'enfant sont donnés dans le *tableau I*. Au-dessous de 3 ans, le temps de consolidation est en général diminué de moitié.

Tableau I – Délais de consolidation des fractures du membre supérieur de l'enfant

Clavicule	21 jours
Humérus	
– col chirurgical	
- sans déplacement	30 jours
- avec déplacement	45 jours
– diaphyse	
- transversale	60 jours
- spiroïde	45 jours
– supracondylienne	
- sans déplacement	21 jours
- avec déplacement	45 jours
– condyle latéral	
- sans déplacement	30 jours
- avec déplacement	45 jours
– épitrochlée	
- non déplacée	30 jours
- opérée	21 jours
Avant-bras	
– sans déplacement	45 jours
– deux os avec déplacement	90 jours
– diaphyse	
- sans déplacement	30 jours
- avec déplacement	45 jours
Coude	
– tête radiale	
- non opérée	15 jours
- opérée	21 jours
– olécrâne sans déplacement	21 jours
– luxation	15 jours
Poignet	
– radius tassement	30 jours
– extrémité inférieure du radius	45 jours
– scaphoïde	90 jours
Métacarpiens, phalanges	21 jours

En dehors des cas de fractures avec tassement de l'extrémité inférieure du radius, tout enfant présentant une fracture doit être revu à 1 et à 2 semaines, afin de vérifier la bonne tolérance de l'immobilisation et l'absence de déplacement secondaire. Une fracture ostéosynthésée ne pourra être revue qu'une seule fois dans les 15 premiers jours, puis à consolidation.

À tout enfant dont le membre supérieur est immobilisé dans un plâtre, ainsi qu'à sa famille, il faut donner des conseils répétés de surveillance de la coloration des doigts, de leur mobilité ainsi que de leur sensibilité. Toute modification d'un de ces trois paramètres doit conduire à un contrôle médical en urgence de jour comme de nuit. Attention au syndrome de Volkmann !

Si, malgré la réalisation de radiographies correctes qui se révèlent normales, vous suspectez une fracture, ou si l'enfant souffre trop, il ne faut pas hésiter à immobiliser la région douloureuse dans un plâtre antalgique pour une dizaine de jours. L'examen radioclinique hors plâtre en consultation permettra d'éliminer alors une fracture en cas de normalité, ou sinon de mieux visualiser un trait de fracture qui n'était pas visible initialement. L'immobilisation sera alors poursuivie.

BIBLIOGRAPHIE

[1] Rang M. Children's fractures. 2e édition. Philadelphia : JB Lippincott, 1983.
[2] Blount WP. Fractures in children. Baltimore : Williams and Wilkins, 1954.
[3] Pouliquen JC. Traumatismes ostéoarticulaires. In : La consultation en orthopédie pédiatrique. Gap : Arnette, 1994 : 173-181.
[4] Bour P. L'embrochage descendant dans le traitement des fractures supracondyliennes du coude chez l'enfant (méthode originale). Thèse. Nancy : 1983.
[5] Duguet B, Le Saout J. Fractures du capitellum chez l'enfant. Chir Pediatr 1980 ; 21 : 331-334.
[6] Clavert JM, Metaizeau JP. Les fractures des membres chez l'enfant. Montpellier : Sauramps Medical, 1990.
[7] Monteggia GB. Instituzioni chirurgiche. Milan : G. Masper, 1813-1815.
[8] Metaizeau JP, Prevot J, Schmitt M. Réduction et fixation des fractures et décollements épiphysaires de la tête radiale par broche centromédullaire. Rev Chir Orthop 1980 ; 66 : 47-49.
[9] Dimeglio A. Membre supérieur. In : Orthopédie pédiatrique quotidienne. 2e édition. Montpellier : Sauramps Medical, 1991 : 37-71.

CHAPITRE VI

TRAUMATOLOGIE SPÉCIFIQUE DU MEMBRE INFÉRIEUR DE L'ENFANT

M. Chapuis*, B. de Courtivron**, A. Soulié***, B. Dohin****

Fractures

Bassin

Rarement isolées, les fractures du bassin se rencontrent lors de polytraumatismes.

Devant une suspicion de fracture du bassin, il faut demander une radiographie de face plus ou moins complétée par des radiographies de trois quart alaire et de trois quart obturateur.

Quand elles n'atteignent pas le cotyle, le traitement en est orthopédique soit par simple décubitus (fractures du cadre obturateur, de l'aile iliaque), soit par traction collée (fractures bifocales).

* Service de Chirurgie orthopédique pédiatrique, Centre hospitalier universitaire, 35033 Rennes.
** Service de Chirurgie orthopédique pédiatrique, Centre hospitalier universitaire Clocheville, 37044 Tours.
*** Service de Chirurgie pédiatrique, Centre hospitalier universitaire, 49033 Angers.
**** Service de Chirurgie pédiatrique, Centre hospitalier régional, 72037 Le Mans.

En cas de fracture de la symphyse pubienne, il faut s'assurer qu'il n'y a pas de trouble urinaire.

En cas d'atteinte du cotyle, un bilan par scanner s'impose, permettant de choisir entre une thérapeutique orthopédique, par traction, ou chirurgicale.

À part les fractures apophysaires (épines iliaques, ischion) survenant plus particulièrement chez des enfants sportifs lors d'une contraction brutale (démarrage de course, saut en hauteur ou longueur), elles sont souvent étiquetées « claquage musculaire ».

Le diagnostic peut être aidé par des radiographies centrées sur la zone douloureuse. Mais comme il s'agit de zones non encore totalement ossifiées, l'arrachement peut n'avoir intéressé que du cartilage et donc ne pas être visible sur des clichés standard. Dans ces cas, l'échographie peut être contributive. Quand le déplacement est peu important (< à 1 cm), un traitement orthopédique suffit, sinon il faut discuter un vissage chirurgical.

Le diagnotic de claquage musculaire ne doit jamais être retenu tant que l'arrachement apophysaire n'a pas été formellement éliminé.

En effet, lors de consultations tardives, le patient consultant alors pour une boiterie plus ou moins mise sur le compte d'un traumatisme, le cal osseux qui se forme rapidement peut faire évoquer une tumeur car il est souvent exubérant. Il est alors important de reconstituer l'histoire clinique car l'anatomopathologie, si une biopsie était faite, a du mal à différentier un cal osseux d'une tumeur de type ostéosarcome, en raison de la présence d'ostéoblastes.

Hanche

Les fractures du col fémoral sont assez rares. Il peut s'agir de fractures basi-céphaliques, transcervicales ou basicervicales (selon la classification de Delbet). Le traumatisme est variable (accident de la voie publique, sports violents).

Elles ont un pronostic fonctionnel secondaire grevé de complications telles que nécrose, pseudarthrose, troubles de croissance, du fait des troubles vasculaires occasionnés par la fracture.

Elles constituent une urgence thérapeutique. En attendant la prise en charge chirurgicale, une traction collée douce peut être installée dans un but antalgique.

Responsables d'une impotence fonctionnelle complète, elles se présentent souvent, comme chez l'adulte avec un raccourcissement du membre homolatéral et rotation externe. Quand elles ne sont pas déplacées, elles risquent d'être méconnues, surtout dans le cadre d'un polytraumatisme.

Le traitement est chirurgical pour obtenir une bonne stabilité de la fracture et éventuellement évacuer l'hémarthrose parfois associée. L'appui est interdit pendant 2 à 3 mois. (Tabl. I) Une scintigraphie est demandée vers le 10e jour pour juger de l'état de vascularisation de la tête fémorale.

Tableau I – Durées de consolidation et d'immobilisation

Localisation	Immobilisation	Consolidation
Fémur		
– col	4 semaines	3 mois
– diaphyse oblique plâtrée	3 mois	3 mois
– diaphyse transversale embrochée	3 semaines	3 mois
– métaphyse inférieure, Salter	6 semaines	6 à 8 semaines
Tibia		
– métaphyse supérieure	6 semaines	6 à 8 semaines
– diaphyse plâtrée	3 mois	6 semaines plâtre cruropédieux 6 semaines botte plâtrée
– diaphyse embrochée	3 à 4 semaines	3 mois
– métaphyse inférieure	6 semaines	6 à 8 semaines
Pied		
– arrière-pied	6 semaines	6 semaines
– métatarses, phalanges	4 semaines	4 semaines

Diaphyse fémorale

Avant 6 ans

Les fractures sont souvent secondaires à un traumatisme modéré mais avec un mécanisme en torsion.

Cliniquement, il existe une impotence totale, la cuisse est déformée, augmentée de volume et douloureuse.

Le trait de fracture est alors une oblique longue.

Après une sédation au mieux obtenue par un bloc crural, l'enfant est mis en traction collée au zénith pendant quelques jours puis, sous anesthésie générale, un test de télescopage est réalisé. Si le chevauchement maximal est inférieur à 3 cm, une immobilisation pelvicruropédieuse est effectuée en mettant hanche et genou en flexion ; sinon, l'enfant est laissé en traction une quinzaine de jours, jusqu'à l'apparition d'un début de cal, avant la réalisation du plâtre sous anesthésie générale.

Les parents sont d'emblée prévenus du non-alignement de la fracture en raison de l'hypercroissance vicariante. (Tabl. I)

Cas particulier de la fracture obstétricale : la réduction n'est pas nécessaire en l'absence de rotation, une simple immobilisation pendant 8 à 10 jours suffit. La croissance récupérera toutes les angulations même si elles sont importantes (en dehors de la rotation).

Après 7 ans

Le traumatisme est souvent plus violent (accident de la voie publique, de sport).

Le trait de fracture est plus transversal. Après sédation et immobilisation temporaire par traction collée, le traitement idéal est chirurgical par embrochage centromédullaire montant ou descendant, en fonction de la localisation du trait de fracture. Chez un grand adolescent, l'enclouage de type adulte peut être réalisé.

En cas de fractures ouvertes avec délabrement cutanéomusculaire, un fixateur externe est mis en place.

Si la technique d'embrochage est la méthode de choix, les parents sont prévenus que les broches font souvent saillie sous la peau, générant une gène fonctionnelle qui disparaîtra lors de l'ablation de celles-ci. (Tabl. I)

Genou

Les traumatismes sont souvent des accidents sportifs.

Extrémité inférieure du fémur

L'enfant se présente avec un gros genou et une impotence fonctionnelle totale.

Le bilan radiographique du genou face et profil permet de reconnaître les fractures supracondyliennes, les décollements épiphysaires toujours très instables et les fractures articulaires.

Le traitement est le plus souvent chirurgical (broches et/ou vis) après réduction et immobilisation plâtrée pelvijambière. (Tabl. I)

Soulignons la fracture supracondylienne de l'enfant non marchant (IMOC, spina, etc.), où il s'agit d'une fracture peu déplacée, le traumatisme étant rarement sévère (manipulation kinésithérapique, transfert, etc.), qui peut le plus souvent être traitée orthopédiquement sous anesthésie avec réduction.

Extrémité supérieure du tibia

Là aussi, l'enfant se présente fréquemment avec un gros genou douloureux avec impotence fonctionnelle totale.

On décrit :

– les décollements épiphysaires, très rares, avec leur risque vasculaire poplité ;

– les arrachements des épines tibiales, équivalents des lésions des croisés de l'adulte, qui peuvent se traiter orthopédiquement par une genouillère en extension réalisée sous anesthésie, après ponction de l'hémarthrose, si le contrôle radiographique montre une bonne réduction de la fracture. Sinon, il faut repositionner chirurgicalement le pavé osseux et vérifier qu'il n'y a pas d'interposition de la corne antérieure du ménisque ;

– les fractures avec arrachement de la tubérosité tibiale antérieure sont l'apanage de l'adolescent qui, lors d'un mouvement brutal (prise d'appel pour un saut), ressent une douleur aiguë intense, suivie d'une impotence fonctionnelle totale. Dans ses antécédents, il présente souvent une maladie d'Osgood-Schlatter. Le traitement est chirurgical ;

– les fractures du quart supérieur des deux os de la jambe, dont le traitement est orthopédique ou chirurgical en fonction de l'âge de l'enfant et de la stabilité de la fracture. Elles nécessitent une surveillance prolongée à cause de l'évolution possible en valgus au niveau de la fracture par hypercroisssance. (Tabl. I)

Fractures de rotule

Elles sont souvent secondaires à un choc direct. Elles entraînent une impotence fonctionnelle totale.

Le genou est augmenté de volume, la rotule est perçue trop haute.

Le bilan radiographique du genou face et profil apprécie la fracture, sa localisation.

Le traitement est chirurgical (vis, cerclage, haubannage).

Ne doivent pas être prises pour des fractures les *patella bipartita* qui se présentent sous forme d'une rotule en deux morceaux, avec fragment à l'angle supéroexterne de cette rotule. L'interface entre les deux fragments est souvent condensée, bien régulière. Cliniquement, il n'existe pas de douleur à ce niveau.

Diaphyse de un ou de deux os de la jambe

Il s'agit d'une fracture fréquente. Son ouverture n'est pas rare en raison de la situation sous-cutanée du tibia et du mécanisme par choc direct fréquent, ce qui ne contre-indique pas de façon formelle les traitements habituels mais nécessite une antibio-prophylaxie.

Le traitement est orthopédique chez le jeune enfant par plâtre cruropédieux, plus souvent chirurgical chez l'adolescent (embrochage centromédullaire). (Tabl. I)

Les fractures peu déplacées sont plus facilement génératrices de syndromes de loge.

Les fixateurs externes sont utilisés en cas d'ouverture cutanée avec délabrement, ou lors de fractures complexes.

Cheville

Les fractures métaphysaires bénéficient en général d'un traitement orthopédique. Dans les fractures non déplacées, le traitement est d'emblée orthopédique sans anesthésie ; en cas de déplacement, une réduction sous anesthésie s'impose. Dans les deux cas, le pied est mis en équin pour éviter le déplacement sous plâtre en recurvatum.

Il en est de même pour les fractures Salter I ou II du tibia inférieur ; la position du pied et de la cheville étant comme pour le poignet inverse du déplacement de la fracture. (Tabl. I)

Dans les fractures déplacées, l'augmentation de volume de la cheville est précoce et importante, d'où le risque de compression sous plâtre.

Les fractures articulaires type Salter III ou IV (Mac Farland, Tillaux, triplane) relèvent d'un traitement chirurgical. Quand il y a un doute sur un trait épiphysaire, en particulier dans les fractures triplanes pas ou peu déplacées après immobilisation, un scanner permet de trancher.

Tarse postérieur

Fractures du talus

Elles sont rares et sont souvent rencontrées dans le cadre d'un polytraumatisme ou étagé du membre inférieur. Chez le jeune enfant, leur diagnostic est rendu difficile par l'importance de la masse cartilagineuse du squelette.

Ce sont des urgences thérapeutiques chirurgicales, le traitement faisant appel à des broches ou à des vis en cas de déplacement. (Tabl. I)

Le risque en est la nécrose et ses conséquences à long terme, avec déviation de l'arrière-pied et arthrose.

Fractures du calcaneus

Comme chez l'adulte, elles sont secondaires à des chutes de lieux élevés. Le plus souvent, un scanner est nécessaire pour un bilan lésionnel précis, duquel découlera le traitement. S'il existe un enfoncement thalamique, un traitement chirurgical est retenu ; les fractures extra-articulaires sont traitées orthopédiquement. (Tabl. I)

Avant-pied

Les fractures non déplacées ne nécessitent qu'un traitement orthopédique par botte plâtrée. En cas de déplacement, une réduction sous anesthésie avec ou sans un brochage peut se discuter.

Le noyau secondaire d'ossification du cinquième métatarsien au niveau de sa base est souvent confondu avec une fracture. La clinique permet souvent de trancher.

Pour les fractures non déplacées des orteils, une syndactylie peut suffire chez le grand enfant ou l'adolescent. (Tabl. I)

Luxations

Hanche

Les luxations traumatiques de hanche sont des urgences absolues.

Les luxations postérosupérieures sont les plus fréquentes. Il faut si possible réaliser un *testing* neurologique avant réduction (recherche de déficit sciatique).

La réduction se fait sous anesthésie générale, sous contrôle scopique.

S'il existe un « élargissement résiduel de l'interligne », un scanner doit être fait rapidement à la recherche surtout d'une interposition (rebord ostéocartilagineux, ligament rond qui a été arraché avec insertion osseuse, capsule), ce qui conduirait à un abord chirurgical.

Après la réduction, une traction est maintenue pendant 15 jours à 3 semaines, l'appui étant interdit pendant 4 semaines.

Le risque de nécrose par lésion vasculaire impose une scintigraphie à 10 jours.

Genou

Luxation de rotule

Il s'agit toujours de luxations externes. Elles sont plus fréquentes chez l'adolescente. Si l'enfant arrive avec la rotule encore luxée, une réduction rapide sous anesthésie s'impose, suivie d'une immobilisation par une genouillère pour 4 à 5 semaines. Si la luxation s'est déjà réduite, il faut immobiliser par une genouillère pour la même durée. Dans les deux cas, un bilan par scanner en urgence différée est utile pour juger de l'existence d'un arrachement de l'aileron interne et de la morphologie de la trochlée fémorale. En fonction de ce scanner, un geste de suture de l'aileron interne peut être proposé.

Il faut également rechercher des anomalies rotationnelles des membres, une hyperlaxité, qui peuvent être des facteurs favorisants de la luxation et dont il faut tenir compte dans la prise en charge thérapeutique.

Luxation fémorotibiale

Très rare chez l'enfant, elle est secondaire à un traumatisme violent et est associée à des lésions vasculonerveuses qui en font toute la gravité.

La prise en charge est chirurgicale.

Cheville

Les luxations tibiotaliennes après une réduction en urgence sous anesthésie générale sont immobilisées par une botte plâtrée.

Autres

Au niveau de l'avant-pied, les luxations peuvent concerner le médio-pied, les métatarsophalangiennes ou les phalanges.

Une anesthésie est nécessaire pour la réduction, une immobilisation sera effectuée par une botte plâtrée.

Entorses

Genou

Il s'agit d'une pathologie rencontrée essentiellement chez le grand enfant et l'adolescent.

Cliniquement, le genou est augmenté de volume, cette augmentation ayant été plus ou moins rapide après le traumatisme.

Après avoir éliminé une lésion osseuse ou un arrachement des épines tibiales, une immobilisation par genouillère pour 3 semaines est réalisée.

Parfois, l'importance de l'hémarthrose nécessite une ponction évacuatrice, qui se fera dans des conditions strictes d'asepsie (qui ne se fera donc pas dans le service des urgences), et si possible, en urgence différée, pour que l'hémostase spontanée de la lésion responsable du saignement ait eu le temps de se faire.

Le *testing* du genou est difficile lors de l'accident initial, il doit être répété à l'ablation du plâtre, voire après la rééducation.

En effet, une rééducation d'entretien musculaire doit être débutée dès la disparition des douleurs, puis relayée par une rééducation proprioceptive.

Cheville

L'entorse bénigne

L'enfant se présente en marchant avec une boiterie. L'examen retrouve une douleur et une augmentation de volume modérée au niveau des ligaments de la cheville. Si des radiographies sont demandées, elles sont normales.

Un traitement par une botte plâtrée pendant 15 jours suffit. Il sera parfois suivi d'une rééducation proprioceptive chez l'adolescent ou l'enfant sportif.

L'entorse sévère

Il s'agit d'enfants plus grands, sportifs. Lors du traumatisme, un craquement a pu être entendu.

Ils se présentent avec une impotence fonctionnelle importante, la cheville est très augmentée de volume, voire hématique, surtout en externe. La palpation retrouve une douleur sur la malléole externe.

Les radiographies, ici systématiques, éliminent une fracture, recherchent un arrachement d'insertion tendineuse, une fracture parcellaire au niveau des malléoles.

Le traitement est orthopédique par botte plâtrée pendant 4 semaines, suivie d'une rééducation proprioceptive.

La recherche d'une instabilité par cliché dynamique sera proposée, si, après ce traitement, une gêne persiste.

CHAPITRE VII

PRINCIPAUX DIAGNOSTICS DE BOÎTERIES ET D'INFECTIONS OSTÉO-ARTICULAIRES CHEZ L'ENFANT

B. de Courtivron*, B. Dohin**, M. Chapuis***, A. Soulié****

La boiterie se définit comme une asymétrie de la marche et peut avoir plusieurs origines :
- une douleur, qui est la cause la plus fréquente chez l'enfant, mais qui n'est souvent pas exprimée en tant que telle ;
- une limitation de mobilité ou une attitude vicieuse d'une ou de plusieurs articulations ;
- une inégalité de longueur des membres inférieurs ;
- une asymétrie de commande d'origine neurologique.

Les anomalies symétriques de la marche telles que la démarche digitigrade ou la fatigabilité excessive ne sont donc pas à proprement parler des boiteries.

La boiterie est un symptôme fréquent chez l'enfant, dont l'origine est toujours organique. Les causes les plus fréquentes ne sont pas les plus graves, mais il est souvent difficile de déterminer avec précision l'étiologie d'une boiterie : ceci nécessite un

* Service de Chirurgie pédiatrique, Centre hospitalier universitaire, 37044 Tours.
** Service de Chirurgie pédiatrique, Centre hospitalier, 72037 Le Mans.
*** Service de Chirurgie pédiatrique, Centre hospitalier universitaire, 35033 Rennes.
**** Service de Chirurgie pédiatriquen, Centre hospitalier universitaire, 49033 Angers.

examen clinique soigneux et patient, la prescription d'examens complémentaires bien choisis et, bien souvent, un temps d'observation avant de pouvoir répondre de façon certaine.

La hanche est l'articulation la plus souvent en cause et son examen devra donc être particulièrement soigneux.

L'orientation étiologique sera différente selon l'âge de l'enfant, chaque tranche d'âge ayant ses pathologies spécifiques.

Examen clinique

Le début de l'examen clinique comprend, comme toujours chez l'enfant, un temps d'interrogatoire des parents et de l'enfant lui-même ainsi qu'un temps d'observation de ce dernier qui est mis à profit pour le mettre en confiance. Il importe de préciser le mode d'apparition de la boiterie avec d'éventuels facteurs déclenchants : traumatique, infectieux ou autre. La boiterie peut être de survenue très brutale du jour au lendemain ou d'apparition progressive en quelques semaines. La boiterie peut être permanente ou intermittente, prédominant alors le matin ou le soir, et son rythme peut être analysé de la même façon que l'étude du rythme d'une douleur articulaire chez l'adulte. L'observation de l'enfant en train de marcher et éventuellement de courir permettra de confirmer le diagnostic, la boiterie étant visible et également audible. Il n'est pas toujours facile de préciser le côté qui est à l'origine de la boiterie. L'expression : « boiterie du membre inférieur droit » ne signifie d'ailleurs pas grand-chose et il est préférable d'essayer de préciser le type de la boiterie : boiterie d'esquive, prolongation de l'appui au sol, boiterie par attitude vicieuse ou inclinaison des épaules et on peut alors préciser également le côté concerné.

L'examen clinique s'attache ensuite à rechercher d'autres éléments qui peuvent être la cause de la boiterie ou lui être associés.

La recherche d'une douleur est facile chez le grand enfant, beaucoup plus difficile chez le petit, qui n'exprimera souvent pas sa douleur autrement que par la boiterie elle-même. C'est alors la palpation des reliefs osseux et la mobilisation des articulations, voire la torsion douce dans leur axe des segments de membres, effectuées en observant le visage de l'enfant, qui permettront de localiser un éventuel point douloureux.

L'étude des mobilités articulaires doit être faite de façon analytique et comparative et permettra d'affirmer et de localiser une origine intra-articulaire à cette boiterie.

L'examen doit également rechercher des signes inflammatoires qui orienteront éventuellement vers une pathologie inflammatoire ou infectieuse, voire tumorale.

Un examen neurologique, interprété en fonction de l'âge de l'enfant, est indispensable car une atteinte neurologique fruste peut être révélée tardivement par une boiterie intermittente.

La recherche de fièvre est bien sûr systématique, de même que la mesure du périmètre des cuisses et des mollets à la recherche d'une amyotrophie qui signe l'organicité et l'ancienneté de la pathologie.

Enfin, il faut rechercher une éventuelle inégalité de longueur des membres inférieurs, en gardant à l'esprit que celle-ci n'est que très rarement à l'origine d'une boiterie, sauf lorsqu'il s'agit d'une inégalité de longueur caricaturale par malformation congénitale grave et que, par ailleurs, toute attitude vicieuse d'une hanche peut très facilement donner une fausse impression d'inégalité de longueur des membres inférieurs.

Examens complémentaires

L'examen complémentaire de base reste la radiographie standard, qui doit être guidée et orientée par l'examen clinique préalable de façon à éviter les grands clichés de débrouillage, qui sont souvent d'une rentabilité médiocre. Selon les cas, les incidences radiologiques pourront être comparatives mais ceci n'a pas lieu d'être systématique.

La radiographie la plus demandée dans le bilan des boiteries de l'enfant reste la radio du bassin en incidence de face et de profil, de type Lauenstein.

L'échographie est un examen non évasif qui permet, dans des mains entraînées, de montrer un épanchement intra-articulaire de hanche, certaines anomalies des parties molles et un éventuel abcès sous-périosté. Elle a peu d'intérêt pour le diagnostic d'un épanchement intra-articulaire du genou, dont l'affirmation reste clinique.

La scintigraphie permet d'orienter vers certaines pathologies infectieuses, traumatiques ou tumorales par la mise en évidence d'une hyperfixation, ou vers une ostéochondrite primitive de la tête fémorale s'il s'agit d'hypofixation. Il ne peut cependant pas s'agir d'un examen de routine pour le bilan d'une boiterie.

Le scanner et l'IRM peuvent également apporter des renseignements précieux, mais sont d'utilisation rare dans ce contexte et ce, d'autant plus que l'enfant est jeune, en raison des difficultés à obtenir l'immobilité nécessaire.

Le bilan biologique, qui comprend de façon habituelle : numération formule sanguine, vitesse de sédimentation et protéine C réactive, peut permettre une orientation vers une pathologie infectieuse ou inflammatoire avec cependant une spécificité et une sensibilité qui restent peu supérieures à 60-70 %.

Étiologies

Il est facile et logique d'envisager les étiologies des boiteries en fonction de l'âge de l'enfant car de nombreuses pathologies sont assez spécifiques d'une tranche d'âge. Nous envisagerons à la fin de ce chapitre les étiologies qui sont communes à tous les âges.

De l'âge de la marche jusqu'à 2 ou 3 ans

C'est à cet âge que la boiterie est la plus difficile à analyser car elle se présente souvent comme un symptôme isolé et la participation de l'enfant à son examen est assez réduite.

– Les causes les plus fréquentes sont traumatiques, et c'est à cet âge qu'on retrouve des fractures sous-périostées dites « en cheveux », à cause de la finesse du trait de fracture, qu'il faut rechercher sur les radios. Les circonstances de survenue ne sont pas toujours faciles à mettre en évidence. L'examen clinique montre une boiterie d'esquive ou un refus de poser le pied, et la palpation retrouvera une douleur à la torsion axiale du membre qui permet d'orienter de façon précise l'examen radiologique. Il est possible que la radio initiale soit négative mais que l'examen clinique soit suffisamment éloquent pour justifier une immobilisation plâtrée de courte durée. Ce n'est alors qu'après une quinzaine de jours qu'apparaîtra l'apposition périostée témoin de la consolidation de la fracture, qui se trouvera alors confirmée *a postériori*. Il ne faut pas bien sûr dans ce cadre méconnaître l'éventualité d'une maltraitance, qui sera à évoquer en cas de lésions métaphysaires, surtout multiples.

Dans bien des cas, une simple contusion suffit à entraîner une boiterie fugace chez un petit enfant, mais il n'y aura alors le plus souvent pas de refus de marche et la symptomatologie s'amendera spontanément en 24 à 48 heures.

– Les lésions infectieuses ne sont pas rares à cet âge et sont souvent de présentation assez abâtardie, parfois par un traitement antibiotique déjà institué. L'examen clinique recherche un œdème, une inflammation, un épanchement intra-articulaire, une douleur vive à la mobilisation. La radiographie est le plus souvent normale à ce stade de début. L'échographie peut être une aide intéressante pour préciser un diagnostic de lésion infectieuse à la recherche d'un épaississement des parties molles en regard d'une métaphyse ou d'un décollement sous-périosté, mais cet examen ne peut être fiable que s'il est effectué par un échographiste entraîné, parfaitement conscient du type de lésion qu'il recherche. Le bilan biologique peut être normal ou perturbé. Il importe de ne pas méconnaître ces lésions infectieuses, dont les conséquences à long terme sur la croissance et sur les fonctions articulaires peuvent être extrêmement sévères. Leur suspicion justifie assez fréquemment une hospitalisation pour complément de bilan, incluant éventuellement une scintigraphie ou un examen par résonance magnétique.

Le traitement des infections ostéoarticulaires du petit enfant comporte une antibiothérapie prolongée adaptée aux germes mis en évidence et une immobilisation antalgique. Il est indispensable d'essayer par tous les moyens d'identifier le germe responsable par des prélèvements au niveau des portes d'entrée éventuelles, par des hémocultures et par des prélèvements articulaires ou métaphysaires. Ceci impose absolument de s'abstenir de toute antibiothérapie de probabilité avant que ces prélèvements aient été faits.

– C'est également chez le petit enfant qu'une boiterie peut révéler une pathologie sous-jacente jusqu'alors ignorée.

Si la découverte d'une luxation congénitale de hanche à cet âge devient tout à fait exceptionnelle, elle reste possible et sera facilement mise en évidence par l'examen clinique et la radiographie.

Une infirmité motrice cérébrale mineure peut être révélée à l'âge de la marche par une boiterie qui sera d'autant plus visible que l'enfant est fatigué ou lors de sollicitations inhabituelles, voire à l'occasion d'un épisode viral. C'est dire l'importance d'un examen neurologique précis.

Entre 3 et 10 ans

Les origines traumatiques sont alors beaucoup plus faciles à mettre en évidence, car l'enfant localise précisément la douleur, et la radiographie standard montre le plus souvent la lésion. L'étiologie infectieuse est également possible mais est là encore de localisation plus facile. C'est l'âge des pathologies de hanche, dont les deux principales sont la synovite aiguë transitoire et l'ostéochondrite primitive.

La synovite aiguë transitoire de hanche

Elle concerne les enfants de 3 à 7 ans, avec quelques rares cas d'enfants plus âgés (jusqu'à 14 ans), et prédomine chez les garçons.

Elle doit constituer un diagnostic d'élimination et ne sera donc affirmée qu'après quelques mois de recul, avec vérification du retour à la normale des mobilités articulaires et de la persistance d'une radiographie normale.

Sa physiopathologie est mal connue, la participation virale est probable mais mal identifiée.

Le début de la symptomatologie est brutal avec parfois refus d'appui d'emblée. La clinique retrouve, en plus de la boiterie, une limitation des amplitudes de hanches qui prédomine sur la rotation interne et, à un moindre degré, l'abduction. La biologie montre un discret syndrome inflammatoire. La radio (bassin de face et profil de Lauenstein) est normale. L'échographie montre un épanchement antérieur situé entre le col et la capsule.

Le traitement est basé sur l'association de repos et d'anti-inflammatoires non stéroïdiens. L'hospitalisation est nécessaire en cas de marche impossible, limitation importante des mobilités, hanche hyperalgique, douleur résistant au repos ou enfant récalcitrant. La durée moyenne d'hospitalisation en traction est de 5 jours, l'épanchement étant encore présent à cette date malgré la guérison clinique. L'évolution à long terme est favorable même en cas de récidive, ce qui survient dans environ 1 cas sur 10.

Le diagnostic différentiel se fait principalement avec :
- l'arthrite septique, associée à des signes cliniques et biologiques d'infection, le doute pouvant justifier une ponction intra-articulaire ;
- l'hémarthrose, parfois révélatrice d'un trouble de la coagulation ;
- l'ostéochondrite primitive, dont les premières manifestations peuvent être comparables, le diagnostic étant rétabli par la constatation d'anomalies radiologiques à 2 mois, lors de la consultation de contrôle qui doit donc être systématique.

L'ostéochondrite primitive, ou maladie de Legg-Perthes-Calvé

L'ostéochondrite primitive est l'équivalent pédiatrique de la nécrose de hanche de l'adulte. Son étiologie est mal connue, elle touche des enfants de 3 à 12 ans, préférentiellement des garçons. Elle peut être uni ou bilatérale. Il s'agit d'une maladie purement locale, qui n'a aucun retentissement général.

Elle touche à peu près la même tranche d'âge que la synovite aiguë, mais son évolution est plus longue et complexe, et le risque de séquelles importantes, car arthrogènes, justifie sa prise en charge en milieu spécialisé. Le début peut être comparable à celui de la synovite, mais il est le plus souvent beaucoup plus progressif avec une boiterie qui s'installe insidieusement sur plusieurs mois et qui passe même parfois totalement inaperçue.

L'examen clinique met en évidence une limitation des mobilités articulaires qui intéresse de façon préférentielle les rotations interne et externe ainsi que l'abduction.

La radiographie (bassin de face et profil de Lauenstein) est toujours pathologique, sauf au tout début où l'affection peut donc simuler en tout point une synovite aiguë transitoire. Le premier signe radiologique est la condensation du noyau épiphysaire fémoral proximal, qui est parfois également rétracté. Ceci permet d'affirmer le diagnostic mais n'autorise pas le plus souvent à en établir le pronostic évolutif. Cette phase de condensation dure plusieurs mois et est suivie d'une phase de fragmentation du noyau épiphysaire. Il est alors généralement possible d'établir une classification pronostique selon le volume de la tête intéressé par le processus nécrotique (en pourcentage). C'est également à ce stade qu'on recherche différents signes cliniques et radiologiques de risque évolutif. Parmi ceux-ci se trouve l'augmentation du volume de la tête fémorale due à la réaction inflammatoire (ou coxa-magna), qui se traduit radiologiquement par un élargissement de l'interligne et donc une subluxation externe du noyau épiphysaire. La phase de fragmentation dure à peu près aussi longtemps que la phase de condensation. Elle est suivie d'une phase de reconstruction, plus longue, où réapparaît de l'os sain, dont la morphologie dépendra des traumatismes que l'épiphyse aura subis pendant les phases de condensation et de fragmentation, notamment au contact du bord externe du cotyle. Puis, jusqu'à la fin de la croissance de l'enfant, on assiste à un remodelage spontané permettant plus ou moins de redonner à la hanche une architecture biomécaniquement acceptable.

La scintigraphie osseuse au technétium 99 peut aider au diagnostic dans la phase préradiologique en montrant une hypofixation épiphysaire.

Le bilan biologique standard reste normal bien que des voies de recherche soient en train de s'ouvrir, semblant mettre en évidence certaines anomalies fines de la coagulation (déficit en protéine C ou S).

Durant toute cette évolution, qui dure donc plusieurs années, la symptomatologie s'atténue progressivement pour ne laisser persister le plus souvent qu'une limitation des mobilités articulaires. L'évolution spontanée est parfois également marquée d'épisodes plus aigus, avec épanchement intra-articulaire douloureux qui nécessite des mises au repos strict.

Le traitement est basé sur la notion de protection de l'épiphyse fémorale pendant sa période de fragilité. Cela passe tout d'abord par le repos et la décharge, de préférence en position d'abduction, qui ne peut généralement être obtenue qu'après plusieurs jours de traction en milieu hospitalier. Une période d'attente de quelques mois dans une immobilisation à hanches libres en abduction, de type plâtre de Ducroquet, est souvent nécessaire avant d'avoir une idée définitive du pronostic de l'affection. Le traitement peut alors s'orienter vers une option orthopédique ou chirurgicale, visant toujours à assurer un emboîtement maximal de la tête au fond du cotyle (*containment* des Anglo-Saxons). Le traitement orthopédique fait appel à des attelles d'abduction à hanche libre, permettant ou non l'appui (orthèse d'Atlanta par exemple). Le traitement chirurgical comporte soit une ostéotomie fémorale de varisation, soit une ostéotomie pelvienne destinée à augmenter la couverture cotyloïdienne. Dans tous les cas, la remise en charge sans protection ne peut être envisagée que lorsque la reconstruction est suffisamment avancée.

Les résultats à long terme dépendent de l'importance de la lésion, du traitement et, de façon très nette, de l'âge de l'enfant. Les ostéochondrites primitives touchant les enfants de moins de 6 ans sont, dans la plupart des cas, assez bénignes et leur traitement est le plus souvent orthopédique. En revanche, les formes atteignant les enfants de plus de 9-10 ans sont souvent extrêmement sévères et nécessitent à peu près toujours un traitement chirurgical, avec des résultats qui restent aléatoires et un risque arthrogène à plus ou moins long terme qui reste majeur.

En conclusion, il s'agit d'une pathologie dont le traitement est long, complexe et onéreux. Le choix du traitement sera souvent influencé par les conditions de vie familiale et scolaire. Il s'agit d'une pathologie qui justifie le plus souvent l'exonération du ticket modérateur en raison de la fréquence des contrôles nécessaires. Il est important de faire comprendre à la famille et, si possible à l'enfant, que le but du traitement n'est pas tant d'obtenir la sédation de la douleur initiale que d'éviter les déformations arthrogènes de l'articulation.

Après 10 ans

C'est l'âge de l'épiphysiolyse fémorale supérieure, maladie du cartilage de croissance qui touche essentiellement les préadolescents et adolescents.

Il s'agit d'un diagnostic qui doit être envisagé en premier lieu devant toute boiterie de hanche chez l'adolescent et dont le pronostic à long terme dépendra essentiellement de la précocité du traitement et donc du diagnostic.

Le tableau clinique est marqué par une boiterie d'apparition le plus souvent progressive, avec une douleur précisément décrite dans le pli de l'aine et une limitation parfois minime mais toujours présente de la rotation interne de la hanche malade. Le début peut parfois être plus brutal, pseudo-fracturaire, de même qu'un épisode aigu peut survenir sur un fond chronique datant de plusieurs mois.

L'examen radiologique, impératif devant toute suspicion d'épiphysiolyse et donc devant toute boiterie de l'adolescent, doit inclure une radiographie du bassin de face et des deux hanches de profil, le diagnostic n'étant souvent fait que sur cette incidence latérale. Le premier signe radiologique est une irrégularité floue du cartilage de croissance cervicocéphalique, dont l'analyse est parfois difficile, ce qui justifie, pour une fois, la réalisation de clichés comparatifs. C'est à ce stade que le traitement pourra redonner à l'enfant une hanche strictement normale sans aucune séquelle. L'évolution se fait ensuite vers une bascule progressive, ou brutale, du noyau épiphysaire vers le bas et vers l'arrière, ce qui devient rapidement radiologiquement évident, d'abord sur le profil puis sur la face. Il est à noter que la réalisation de ce bilan radiologique est une urgence lorsqu'on a envisagé le diagnostic, et l'appui sur le membre suspect doit être interdit jusqu'à ce que la radio l'ait formellement éliminé.

Le traitement est toujours chirurgical. Dans la très grande majorité des cas, c'est-à-dire lorsque le déplacement n'est pas majeur, on réalise une fixation métaphysoépiphysaire en place, fréquemment bilatérale en raison du risque d'atteinte de la hanche controlatérale. Dans les exceptionnels déplacements majeurs supérieurs à 60°, on peut :

– soit faire un vissage en place sans réduction, qui sera suivi après consolidation d'une ostéotomie correctrice ;

– soit tenter une réduction chirurgicale à ciel ouvert, dont le risque d'entraîner une nécrose de la tête du fémur est important.

L'évolution à long terme se fait vers une restitution *ad integrum* lorsque la fixation chirurgicale a été réalisée précocement. Lorsque cela n'a pas été le cas, il existe une déformation métaphyso-épiphysaire entraînant un risque arthrogène important. La dégradation de l'articulation peut parfois être précoce et rapide lorsque s'installe soit une nécrose de la tête du fémur, dont l'origine est toujours iatrogène, soit une coxite laminaire, ou chondrolyse aiguë, qui se traduit par un enraidissement rapide mais indolore de la hanche, avec un pronostic à long terme aléatoire.

En conclusion, il importe d'insister sur la nécessité du diagnostic précoce, l'épiphysiolyse fémorale étant le premier diagnostic à éliminer devant toute boiterie de l'adolescent.

À côté de ces pathologies spécifiques de certaines tranches d'âge, il faut garder en tête des étiologies communes à tous les âges et dont la recherche doit être systématique.

Citons d'abord les étiologies bénignes auxquelles il est facile de ne pas penser telles qu'un corps étranger dans la chaussure, un ongle incarné ou une verrue plantaire.

Enfin, on peut rencontrer à tous les âges une origine tumorale bénigne ou maligne, intéressant les parties molles ou la structure osseuse, voire les organes de voisinage, tels que le pelvis ou la colonne vertébrale ; c'est ce qui justifie de pousser assez loin les investigations tant que la symptomatologie persiste et surtout de ne pas se réfugier derrière des pseudodiagnostics tels que les douleurs de croissance, qui n'ont souvent pour effet que de masquer notre ignorance en rassurant faussement les familles et en retardant le diagnostic réel de certaines lésions graves.

3. La ventilation non invasive aux Urgences

Coordonnateur :

P. Lestavel (Lille)

CHAPITRE VIII

MODES DE VENTILATION : CRITÈRES DE CHOIX POUR LA VENTILATION NON INVASIVE

C. Chopin, M.-C. Chambrin

Les termes de « ventilation non invasive » (VNI) désignent une technique de ventilation mécanique au cours de laquelle le raccordement du malade au ventilateur ne s'effectue pas par l'intermédiaire d'une intubation trachéale ou d'une trachéotomie. La VNI peut s'effectuer par application d'une pression négative externe ou par l'application d'une pression positive. Nous n'envisagerons ici que la ventilation non invasive en pression positive, qui peut être appliquée par masque nasal ou naso-buccal. La VNI est depuis quelques années utilisée en réanimation pour la prise en charge de malades en insuffisance respiratoire aiguë (IRA) et dont l'état clinique ne nécessite pas de recourir immédiatement à une intubation trachéale [1-3]. Son efficacité, dans ce cadre, a été démontrée [4-6]. Dans celui de l'urgence, la VNI n'a fait l'objet que de peu d'études [7, 8]. Elle présente cependant des avantages théoriques indiscutables :

– elle ne nécessite pas, par définition, l'intubation trachéale, dans des conditions où celle-ci est souvent difficile et dangereuse pour le malade ;

Service de Réanimation polyvalente, Centre hospitalier régional universitaire 59037 Lille cedex.

– elle peut être mise en œuvre rapidement, à la condition de disposer sur place du matériel et du personnel nécessaires ;
– elle se montre rapidement efficace pour corriger l'hypoxémie et/ou l'hypercapnie [3, 4] ou diminuer le travail ventilatoire du malade [9] ;
– elle peut être arrêtée rapidement et s'administrer de manière intermittente.

Cependant, la VNI a également quelques inconvénients :
– elle nécessite une bonne participation du malade, qui doit être coopérant et correctement instruit de la méthode ;
– elle requiert, au moins dans les premières heures, la présence d'un personnel ayant une bonne pratique de la VNI [10] ;
– elle demande une surveillance étroite du malade, et un contrôle fréquent de l'efficacité de la ventilation.

A priori, tous les modes de ventilation mécanique actuellement disponibles sont utilisables en VNI. Ce chapitre a pour objectif de tenter de définir les critères de choix de ces modes de ventilation. En l'absence d'études ayant formellement démontré la supériorité de tel ou tel mode de ventilation, les conclusions de ce travail resteront théoriques. Nous appuierons notre raisonnement sur les particularités de la VNI, les principes physiques des différents modes de ventilation et quelques-uns des travaux ayant validé la VNI au cours de l'IRA.

Particularités de la VNI

La VNI est habituellement mise en œuvre chez des malades ne présentant ni détresse cardio-respiratoire avec signe de menace vitale, ni encombrement bronchique important avec toux inefficace, ni trouble de conscience majeur ou trouble de déglutition, et chez lesquels il n'est pas nécessaire de protéger le poumon du risque d'inhalation de liquide gastrique [2, 3]. Elle est donc habituellement mise en œuvre chez des malades conscients, au cours d'une insuffisance respiratoire aiguë de moyenne gravité et sans signe clinique d'épuisement musculaire ou de décompensation cardiaque. Un tel malade adopte au cours de sa détresse respiratoire un mode ventilatoire qui dépend essentiellement des qualités mécaniques de son appareil respiratoire et qui tend à minimiser son travail ventilatoire. C'est ainsi que le malade restrictif minimise son travail ventilatoire à fréquence relativement élevée et, qu'à l'inverse, le malade obstructif minimise son travail ventilatoire à fréquence relativement basse [11]. En conséquence, le mode de ventilation choisi en VNI devra être tel que son principe physique puisse respecter au moins en partie les caractéristiques de la ventilation spontanée du malade.

La VNI est une ventilation lors de laquelle l'existence de fuites est la règle plus que l'exception. Le mode de ventilation choisi doit donc être capable de « compenser » ces fuites pour maintenir un volume courant adéquat.

Enfin, la VNI ne se déroule pas dans des conditions de sécurité identiques à celles de la ventilation invasive par intubation. Néanmoins, ces malades présentent un risque important et il est nécessaire qu'ils soient correctement surveillés. Le ventilateur ou le mode de ventilation choisi doit donc également permettre un monitorage correct.

Pour choisir correctement un mode de ventilation, il faut bien en connaître les caractéristiques et les principes physiques.

Critères de classification des modes de ventilation actuels [12]

Les principes physiques qui caractérisent les modes de ventilation sont [13, 14] :
- la nature du paramètre préréglé ;
- le principe physique de l'initiation de l'insufflation ;
- le principe du système de cyclage du temps inspiratoire (TI) vers le temps expiratoire (TE).

Nature du paramètre préréglé

Le paramètre préréglé est celui que le ventilateur maintient constant, égal à une valeur de consigne, dans un mode de ventilation donné. Ce paramètre est déterminé par réglage. Il s'agit :
- du débit d'insufflation (VI), le mode est dit à « débit préréglé » ;
- de la pression des voies aériennes (P), le mode est dit à « pression préréglée ».

Mode à débit préréglé

Les ventilateurs modernes sont, pour la plupart, des « régulateurs de flux » à résistance interne élevée. Leur fonctionnement est fondé sur une valve électromécanique proportionnelle qui régule le débit d'insufflation.

Dans un mode à débit préréglé, le réglage manuel du débit détermine l'importance de l'ouverture de la valve. Le réglage du temps d'insufflation détermine le volume insufflé (VT). Le débit d'insufflation est imposé au malade. La variable est donc la pression des voies aériennes (Paw), qui augmente avec les résistances (Paw,max) ou la compliance (Paw,p). Il faut noter que le mode anciennement désigné par le terme « barométrique » est un mode à débit préréglé, où le passage de l'insufflation à l'expiration s'effectue quand un niveau prédéterminé de Paw,max est atteint. Le terme « barométrique » introduit une confusion et ne doit plus être utilisé.

Mode à pression préréglée

Dans un mode à pression préréglée, on détermine une ou plusieurs pressions de référence (Pref), inspiratoire (pression d'aide inspiratoire par exemple) et/ou expiratoire (Pep). À chaque instant, la pression instantanée dans les voies aériennes (Paw,i) est comparée à la Pref. Plus la différence ΔP = Pref - Paw,i est importante, plus la valve proportionnelle est ouverte et le débit d'insufflation élevé. Inversement, plus ΔP est petit, moins la valve est ouverte et plus le débit sera faible. Le débit d'insufflation décroît donc naturellement du début à la fin de l'insufflation. La vitesse de décroissance dépend de ΔP, des qualités mécaniques du poumon et de la constante de temps du système thoracopulmonaire.

Dans un mode à pression préréglée :
- la pression d'insufflation est imposée au malade ainsi que parfois le temps d'application de cette pression. Les variables sont donc V'I, VT et parfois TI ;
- quand la compliance diminue, VT diminue, quand les résistances augmentent, VT reste constant sauf si TI est trop court par rapport à l'allongement de la constante de temps du système thoracopulmonaire [15, 16].

En pratique, ces deux grands types de mode de ventilation, à débit préréglé et à pression préréglée, s'opposent point par point. Le choix entre ces modes est le premier que doit effectuer le prescripteur, en ventilation traditionnelle, comme en VNI.

Principe physique de l'initiation du cycle et du cyclage inspiration-expiration

L'initiation du cycle peut s'effectuer à un temps, une pression ou un débit donnés :
- à un temps donné déterminé par le réglage de fR et donc de Ttot ;
- à une différence de pression déterminée entre la pression préréglée de fin d'expiration (pression barométrique ou Peep) et la Paw. Cette différence de pression est soit constante (PB (ou Pep) - 0,5 cm H_2O, par exemple), soit réglable. La valeur minimale correspond à la sensibilité la plus grande du système d'initiation, la valeur maximale à la sensibilité du système d'initiation la plus petite. Une grande sensibilité expose au risque de déclenchement prématuré de l'insufflation (phénomène d'autodéclenchement), une petite sensibilité à un effort important du malade pour initier le cycle ;
- à un débit inspiratoire déterminé et réglable de 1 à 10 l/min, par exemple. Les avantages théoriques d'un système initié sur le débit sont surtout d'éviter le phénomène d'autodéclenchement et de diminuer le travail du malade lors du déclenchement de l'insufflation. En effet, le phénomène d'autodéclenchement est surtout lié aux oscillations de la pression et il est en principe éliminé par un déclenchement en débit. Cependant, en terme de travail pour la malade, la différence est faible [17, 18].

Le cyclage du temps inspiratoire vers le temps expiratoire peut s'effectuer à un temps, un débit ou une pression donnés :
- à un temps donné déterminé par le réglage du ventilateur ;
- à un débit inspiratoire prédéterminé en valeur absolue, ou calculé en pourcentage du débit inspiratoire maximal, habituellement 25 % ;
- à une différence positive de pression donnée entre la pression instantanée des voies aériennes et la pression de référence.

Selon ces principes d'initiation et de cyclage, les modes à débit préréglé et à pression préréglée peuvent être classés en quatre sous-groupes :
– les modes contrôlés ;
– les modes assistés-contrôlés ;
– les modes assistés ;
– les modes spontanés.

– *Un mode contrôlé* est un mode à débit préréglé ou à pression préréglée dans lequel l'insufflation est initiée et le cyclage effectué à un temps déterminé. Dans un mode contrôlé, le malade est contraint d'adopter le mode ventilatoire que lui impose le ventilateur. Le travail ventilatoire est totalement pris en charge par la machine. Un mode contrôlé est toujours ressenti comme désagréable par un malade conscient et dont la force des muscles respiratoires est intacte. Cependant, l'activité inspiratoire du malade n'a pas la même conséquence selon qu'il s'agit d'un mode à débit préréglé ou à pression préréglée. En mode à débit préréglé, le malade se « désadapte » et son effort se traduit par une déformation de la courbe de pression. Il ne fournit pas *stricto sensu* de travail, dans la mesure où cet effort ne lui permet pas de mobiliser un volume supplémentaire, mais il dépense une énergie importante. En mode à pression préréglée, l'activité inspiratoire du malade augmente, au contraire, le débit d'insufflation ainsi que le VT et la pression restent bien sûr constants.
– *Un mode assisté-contrôlé* est un mode à débit préréglé ou à pression préréglée dans lequel l'insufflation est initiée sur la pression ou le débit et le cyclage effectué à un temps déterminé. Dans un mode assisté-contrôlé, l'insufflation est déclenchée par un effort du malade. Le débit d'insufflation ou la pression des voies aériennes et TI sont contrôlés par le ventilateur. Le malade a seulement la liberté de déterminer TE et fR, à la condition que fR soit supérieure à une valeur réglée sur le ventilateur. Dans le cas contraire, le ventilateur adopte un mode contrôlé. Le terme « assisté » introduit la notion de synchronisation entre le début de l'effort inspiratoire du malade et le déclenchement de l'insufflation par le ventilateur. Le terme « assisté » est préférable à « auto-déclenché », qui induit une confusion avec « autodéclenchement » (autotriggering), déclenchement prématuré de l'insufflation parfois lié aux oscillations de la pression ou à la trop grande sensibilité du système de synchronisation. Dans un mode assisté-contrôlé, le travail inspiratoire du malade est en principe limité à l'effort de déclenchement de l'insufflation. Si la demande ventilatoire du malade est forte, cet effort inspiratoire ne se limite pas au déclenchement mais continue durant l'insufflation. Il est alors très important dans un mode à débit préréglé de veiller à ce que le débit délivré par le ventilateur soit suffisant pour que le malade soit adapté. Si V'I, est à l'inverse, trop élevé, le malade risque de s'opposer à l'insufflation ou d'augmenter inutilement sa fR [19].
– *Un mode assisté* est un mode à pression préréglée dans lequel l'insufflation est initiée sur la pression ou le débit, et le cyclage effectué à une pression ou un débit déterminés. Dans un mode assisté, V'I, TI, Ttot, et par conséquent VT, TE et fR ne sont pas contrôlés par le ventilateur. Dans un mode assisté, le malade doit fournir un effort d'initiation de l'insufflation, puis, seule une pression inspiratoire positive est imposée. VT dépend de l'effort inspiratoire du malade et de la valeur de cette pression.

Le travail ventilatoire est partagé entre le malade « qui tire » et le ventilateur « qui pousse ».
– *Un mode spontané* est un mode qui respecte totalement le mode ventilatoire du malade. Ce dernier supporte seul le travail ventilatoire. La ventilation spontanée peut s'effectuer soit à la pression barométrique (PB), soit à la PB augmentée d'une ou de deux pressions positives. Ces modes ont en commun de respecter parfaitement la VS du malade et, pour seul et même principe physique, d'imposer simplement au malade de ventiler en pression aérienne positive. Ces modes sont donc des modes PC. La pression aérienne positive est appliquée par le mécanisme qui génère la Pep. La VS se déroule à un niveau (CPAP) ou à deux niveaux de Pep (BIPAP), en alternance.

Cette classification des modes de ventilation est reportée sur le *tableau I*. Elle est inspirée de celle proposée par Shapiro [20]. Pour le malade, la contrainte imposée diminue et, par conséquent, la sensation de confort augmente quand on évolue d'un mode contrôlé à un mode assisté-contrôlé, puis assisté et spontané. Mais cette notion de confort doit être relativisée du fait que, dans le même temps, son travail ventilatoire augmente.

Choix d'un mode de ventilation en VNI

Débit ou pression préréglés ?

En VNI, il est difficile d'imposer au malade un débit préréglé. En effet, si ce débit est trop bas, le malade aura tendance à retirer le masque pour faire disparaître la sensation désagréable d'avoir à ventiler contre une résistance supplémentaire. Si le débit est trop élevé, il s'y opposera. Il en résultera une fuite qui fera office de « soupape de sécurité » mais au détriment du volume courant. Seuls les malades dont la force musculaire est très diminuée (neuropathie, myopathie...) accepteront facilement un débit imposé par le ventilateur. La pression préréglée est en principe plus facile à utiliser. En théorie, il suffit de déterminer une valeur de pression suffisante pour assurer un volume courant correct et sans fuite. Cette pression est habituellement de 20 cm d'eau pour limiter tout risque d'insufflation gastrique et pour assurer un volume courant correct avec une fuite modérée. Le débit d'insufflation peut être « contrôlé » par le malade. Le débit augmente quand le malade augmente son effort inspiratoire et décroît rapidement si le malade s'oppose à l'insufflation. En pression préréglée, le débit initial est maximal et, si sa valeur est importante, il en résulte parfois une gêne pour le malade qui peut le conduire à interrompre prématurément le débit, ce qui diminue fortement le volume courant. Il est donc important de pouvoir également régler la vitesse de montée en pression. Malgré cette restriction, un mode en pression préréglée est théoriquement plus intéressant et de réglage plus facile pour la VNI qu'un mode en débit contrôlé, au moins si la force des muscles respiratoires est encore intacte ou suffisante [21]. Chez un malade fatigué ou qui présente une pathologie neuromusculaire, l'utilisation d'un mode en débit préréglé peut être cependant justifiée.

Tableau I – Classification des modes de ventilation

Nom en langue française Nom en langue anglaise	Sigle	Initiation	Cyclage
1. Débit préréglé ***Flow preset***			
Débit contrôlé *Flow Control*	V'C	T	T
Débit assisté-contrôlé *Flow Assist Control*	V'AC	P/V'	T
Débit assisté-contrôlé intermittent *Flow Assist Control Intermittent*	V'ACI (pour les cycles assistés-contrôlés)	P/V'	T
2. Pression préréglée ***Pressure Preset***			
Pression contrôlée *Pressure control*	PC	T	T
Pression assistée-contrôlée *Pressure Assist-Control*	PAC	P/V'	T
Pression assistée-contrôlée intermittente *Pressure Assist-Control*	PACI (pour les cycles assistés-contrôlés)	P/V'	T
Pression assistée ou aide inspiratoire *Pressure Assist or Pressure Support*	PA	P/V'	V'
3. Ventilation spontanée en pression aérienne positive ***Positive Airway Pressure Spontaneous Ventilation***			
Pression aérienne positive continue *Continuous Positive Airway Pressure*	CPAP ou VS PEP[1]		
Pression aérienne positive intermittente *Intermittent Positive Airway Pressure* *(Airway Pressure Release Ventilation, APRV)* [12]	APRV ou VS PEP int[1]		
Pression aérienne positive biphasique *Biphasic Positive Airway Pressure*	BIPAP[2] [14] ou VS BIPEP[1]		

T = temps ; P = pression ; V' = débit.
1. Les signes CPAP et BIPAP conviennent très bien en langue française.
2. Le sigle BIPAP (Biphasic Positive Airway Pressure) ne doit pas être confondu avec le sigle BiPAP™ (Bilevel Positive Airway Pressure) qui caractérise un mode de pression assistée particulier car pouvant être également cyclé sur le temps, et déposé par le laboratoire Respironics.

Peu d'études ont comparé un mode à débit préréglé ou à pression préréglée lors de la VNI. Girauld et Bonmarchand [22] ont comparé l'aide inspiratoire (pression assistée) à un mode en débit assisté-contrôlé chez quinze malades présentant une détresse respiratoire aiguë, complication d'une bronchopathie obstructive. Les deux modes étaient mis en œuvre séquentiellement après randomisation et en utilisant un masque nasal. Les critères de jugement étaient le confort du malade, les gaz du sang et le travail ventilatoire. Les mesures étaient effectuées à la 30e minute de ventilation stable. Les gaz du sang obtenus étaient identiques, le travail ventilatoire par litre était moins important en mode de débit préréglé mais le confort du malade était meilleur en mode de pression préréglée. Le malade était suivi et aidé pendant toute la période d'observation, ce qui n'est pas sans importance pour l'interprétation du résultat. Les auteurs concluent en faveur de l'aide inspiratoire, en argumentant le fait que le confort du malade est une donnée importante pour la tolérance de la VNI.

Meduri *et al.* ont rapporté les résultats concernant un groupe de 17 malades présentant un état de mal asthmatique et ventilés en première intention (dans les deux heures suivant l'admission) avec un masque facial en mode de pression préréglée, également de type aide inspiratoire avec une Peep moyenne de 4 cmH_2O [23]. La $PaCO_2$ moyenne était de 65 ± 2 mmHg, la fréquence respiratoire de 29 ± 1,2 c/min. L'intubation a pu être évitée chez 15 des 17 malades.

Modes contrôlé, assisté-contrôlé, assisté

Il n'y a pas de données objectives qui puissent plaider en faveur de l'utilisation de l'un ou l'autre mode. L'usage d'un mode contrôlé (initié et cyclé sur le temps) est probablement peu recommandable en VNI, dans la mesure où il suppose une adaptation parfaite du malade. On utilisera donc de préférence un mode assisté-contrôlé ou assisté. Cependant, en VNI et en mode assisté-contrôlé, l'existence d'une fuite peut handicaper le système de déclenchement de l'insufflation, que celui-ci se fasse sur le débit ou la pression. Si la fuite est importante, elle peut être responsable d'une absence de lecture par le système de l'effort inspiratoire du malade et le système de déclenchement doit donc être réglé à une sensibilité importante.

Le principe de cyclage n'est pas non plus sans importance en mode assisté. Par exemple, un cyclage sur le débit peut s'avérer inopérant s'il existe une fuite même faible. Le seuil de déclenchement, par exemple 25 % du débit maximal, risque de ne pas être atteint et le temps inspiratoire peut s'allonger de façon démesurée. Si une aide inspiratoire est utilisée, il est donc prudent d'exercer une surveillance étroite du malade ou d'utiliser un mode ou un respirateur dans lequel certaines mesures de sécurité au déclenchement et au cyclage sont prévues. Le laboratoire Respironics a développé un mode de ventilation Bilevel Positive Airway Pressure (BiPAP), qui ne doit être confondu avec le Biphasic Positive Airway Pressure (BIPAP), disponible sur d'autres respirateurs. Brièvement, le mode BiPAP consiste en une pression assistée (aide inspiratoire) un peu particulière. Dans ce mode, l'ajustement de la ligne de base du débit au niveau du débit de fuite permet d'obtenir un fonctionnement satisfaisant du système de déclenchement de l'insufflation et une sécurité permet un déclenchement sur le temps si Ttot est supérieur à une valeur de consigne. De plus, un contrôle du temps inspiratoire (IPAP) permet un cyclage vers l'expiration après un temps d'insufflation donné, le rapport TI/TE ne pouvant excéder 1/1. Ces deux sécurités font que ce mode BiPAP est très adapté à la VNI. L'appareil fournit de plus un monitorage fiable des volumes ventilés. Ce mode BiPAP a fait l'objet d'une étude de faisabilité dans le cadre de l'urgence [24]. Les auteurs ont étudié 51 malades admis aux urgences pour une IRA d'étiologie variée et incluant des décompensations respiratoires des bronchopneumopathies chroniques, des états de mal asthmatique, des syndromes de détresse respiratoire aiguë. La VNI en mode BiPAP a été couronnée de succès dans 86 % des cas. Trois malades ont dû être intubés. Les résultats ne varient pas en fonction du type de l'IRA. Cette étude n'était pas randomisée.

Un mode assisté particulier, la « Proportional Assist Ventilation » (PAV), a été utilisé comme mode de ventilation initial chez onze malades admis consécutivement en unité de réanimation [25]. La PAV est un mode assisté de type aide inspiratoire autorégulé et dans lequel la pression d'aide augmente proportionnellement à l'effort inspiratoire du malade. Dix des onze malades ont tiré bénéfice de ce mode de ventilation dont la validation reste cependant à faire.

Modes spontanés

Il s'agit de la CPAP (VS-PEP) ou de la BIPAP. La CPAP est le mode le plus anciennement utilisé en VNI, notamment lors du traitement des apnées du sommeil. Dans la décompensation aiguë des BPCO, la CPAP a été utilisée comme mode exclusif d'assistance ventilatoire [26]. Appliquée au masque nasal ou facial, la CPAP diminuait un index de travail ventilatoire, le « Pressure Time Product », la sensation de dypsnée sans modification significative des volumes pulmonaires de fin d'expiration. Les auteurs ont noté une amélioration gazométrique. L'effet de la CPAP sur le travail ventilatoire des malades ayant une Pep intrinsèque ou dynamique importante est maintenant bien documentée [27]. L'amélioration inconstante des gaz du sang est également souvent notée. Elle est plus fréquente chez les malades BPCO que chez les malades en état de mal asthmatique [23]. La BIPAP est une ventilation à deux niveaux de Pep [28]. À la différence de la BiPAP ou de l'aide inspiratoire + Pep, il ne s'agit pas de cycles spontanés aidés mais d'une ventilation spontanée se déroulant à deux niveaux de pression positive. Selon l'auteur, il n'y a pas actuellement de travaux ayant validé la BIPAP en mode VNI.

Conclusion

L'intérêt de la VNI est de plus en plus démontré pour la prise en charge des insuffisances aiguës. Dans le contexte particulier de l'urgence, la VNI reste cependant à valider. Les indications en sont assez bien précisées et sont surtout une affaire de bon sens clinique et de critères d'exclusion. En théorie, tous les modes de ventilation mécanique sont applicables en VNI et il y a peu de travaux qui aient montré la supériorité de l'un ou de l'autre. Dans l'expérience des principaux auteurs, les modes V'AC, l'aide inspiratoire avec ou sans Pep et la CPAP sont cependant les plus utilisés. Quelques éléments plaident en faveur d'une utilisation plus simple et plus confortable de l'aide inspiratoire, mais des études comparatives et contrôlées sont intéressantes à réaliser.

BIBLIOGRAPHIE

[1] Meduri GU, Conoscenti CC, Menashe P. Non invasive face mask ventilation in patients with acute respiratory failure. Chest 1989 ; 95 : 865-870.
[2] Meduri GU, Abou-Shala N, Fox RC *et al.* Non invasive face mask mechanical ventilation in patients with acute hypercapnic respiratory failure. Chest 1991 ; 99 : 681-684.
[3] Brochard L, Isabey D, Piquet J *et al.* Reversal of acute exacerbations of chronic obstructive lung disease by inspiratory assistance with a face mask. N Engl J Med 1990 ; 323 : 1523-1530.
[4] Brochard L, Mancebo J, Wysocki M *et al.* Non invasive ventilation for acute exacerbations of chronic obstructive pulmonary disease. N Engl J Med 1995 ; 333 : 817-822.
[5] Wysocki M, Tric L, Wolff MA *et al.* Non invasive pressure support ventilation in patients with acute respiratory failure : a randomized comparison with conventional therapy. Chest 1995 ; 107 : 761-768.
[6] Kramer N, Meyer TJ, Meharg J *et al.* Randomized prospective trial of non invasive positive pressure ventilation in acute respiratory failure. Am J Respir Crit Care Med 1995 ; 151 : 1799-1806.
[7] Keenan SP, Kernerman PD, Cook DJ *et al.* Effect of non invasive positive pressure ventilation on mortality in patients admitted with acute respiratory failure : a meta-analysis. Crit Care Med 1997 ; 25 : 1685-1692.
[8] Meduri GU, Turner RE, Abou-Shala N *et al.* Non invasive positive pressure ventilation via face mask : first-line intervention in patients with acute hypercapnic and hypoxemic respiratory failure. Chest 1996 ; 109 : 179-193.
[9] Nava S, Ambrosino N, Rubini F *et al.* Effect of nasal pressure support ventilation and external PEEP on diaphragmatic activity in patients with severe stable COPD. Chest 1993 ; 103 : 143-150.
[10] Nava S, Evangelisti I, Rampulla C *et al.* Human and financial cost of non invasive mechanical ventilation in patients affected by COPD and acute respiratory failure. Chest 1997 ; 111 : 1631-1638.
[11] Otis AB. Mechanics of breathing in man. J Appl Physiol 1956, 8 : 427-439.
[12] Chopin C, Chambrin MC. Essai de classification des modes actuels de ventilation mécanique. Rean Urg 1998 ; 2 (sous presse).
[13] Slutsky AS. Consensus conference on mechanical ventilation. January 28-30 1993 Northbrook, Illinois, USA. Intensive Care Med 1994 ; 20 : 64-79.
[14] Branson RD, Chatbrun RL. Technical description and classification of mode of ventilator operation. Respir Care 1992 ; 37 : 1026-1044.
[15] Blanch PB, Jones M, Layon AJ *et al.* Pressure-preset ventilation : physiologic and mechanical consideration. Chest 1993 ; 104 : 591-599.
[16] MacIntyre NR. Clinically available new strategies for mechanical ventilatory support. Chest 1993 ; 104 : 560-565.
[17] Nishimura M, Imanaka H, Yoshiya I *et al.* Comparison of inspiratory work of breathing between flow-triggered and pressure-triggered demand flow systems in rabbits. Crit Care Med 1994 ; 22 : 1002-1009.
[18] Tütüncü A, Cakar N, Camci E *et al.* Comparison of pressure and flow triggered pressure-support ventilation on weaning parameters in patients recovering from acute respiratory failure. Crit Care Med 1997 ; 25 : 756-760.

[19] Puddy A, Younes M. Effect of inspiratory flow rate on respiratory output in normal subjects. Am Rev Respir Dis 1992 ; 145 : 114-120.
[20] Shapiro BA. New ventilator technology impact on patient care. In : Critical care, State of the art. 1992, Ed. Anaheim USA : Society of Critical Medicine, vol 13, p 17-43.
[21] MacIntyre NR, McConnell R, Cheng KCG *et al.* Patient-ventilator flow dyssynchrony : flow-limited *versus* pressure-limited breaths. Crit Care Med 1997 ; 25 : 1671-1677.
[22] Girault Ch, Richard JC, Chevron V *et al.* Comparative physiologic effects of non invasive assist-control and pressure support ventilation in acute hypercapnic respiratory failure. Chest 1997 ; 111 : 1639-1648.
[23] Meduri GU, Cook TR, Turner RE *et al.* Non invasive positive pressure ventilation in status asthmaticus. Chest 1996 ; 110 : 767-774.
[24] Pollack CJ, Torres MT, Alexander L. Feasibility study of the use of bilevel positive airway pressure for respiratory support in the emergency department. Ann Emerg Med 1996 ; 27 : 189-192.
[25] Patrick W, Webster K, Ludwing L *et al.* Non invasive positive-pressure ventilation in acute respiratory distress without prior chronic respiratoy failure. Am J Respir Crit Care Med 1996 ; 153 : 1005-1011.
[26] Goldberg P, Reissman H, Maltais F *et al.* Efficacy of non invasive CPAP in COPD with acute respiratory failure. Eur Respir J 1995 ; 8 : 1894-1900.
[27] Petrof BJ, Legare M, Goldberg P *et al.* Continuous positive airway pressure reduces work of breathing and dyspnea during weaning from mechanical ventilation in severe chronic obstructive pulmonary disease. Am Rev Respir Dis 1990 ; 141 : 281-289.
[28] Hörman Ch, Baum M, Paterson Ch *et al.* Biphasic Positive Airway Pressure (BIPAP). A new mode of ventilatory support. Eur J Anaesthesiol 1994 ; 11 : 37-42.

CHAPITRE IX

LA VENTILATION NON INVASIVE AUX URGENCES : INDICATIONS ET MISE EN ŒUVRE

P. Beuret, F. Renoux, P. Perraud, A. Cannamela, J.-C. Ducreux

La ventilation non invasive (VNI) a pour but d'assurer au patient en insuffisance respiratoire aiguë (IRA) une assistance ventilatoire efficace tout en évitant l'intubation et ses complications potentielles (surinfections pulmonaires nosocomiales, traumatismes laryngotrachéaux). Elle est délivrée au patient par l'intermédiaire d'un masque, le plus souvent facial. Les modes ventilatoires habituellement utilisés sont la ventilation spontanée en pression positive continue (VSPPC), qui correspond au terme anglo-saxon de *continuous positive airway pressure* (CPAP), et la ventilation assistée en aide inspiratoire. La VNI est habituellement réalisée en service de réanimation ou de soins intensifs. Sa réalisation aux Urgences est rarement rapportée [1, 2]. Nous envisagerons ici le bénéfice que l'on peut attendre de la VNI, mais aussi les contraintes qu'elle suppose, chez les patients admis au service d'Accueil et d'Urgences (SAU) en IRA sur poumon antérieurement sain. Le cas des décompensations d'insuffisances respiratoires chroniques ne sera pas abordé, faisant l'objet d'un autre chapitre.

Service d'Urgences et de Réanimation, CHG, 28, rue de Charlieu, 42328 Roanne.

Indications

Indications potentielles de la VNI dans l'IRA sur poumon antérieurement sain

Cette situation clinique peut être considérée comme une entité, indépendamment de l'étiologie de l'IRA. Il n'existe à l'heure actuelle qu'une étude publiée qui ait été randomisée [3]. Elle a inclus 41 patients regroupant différentes étiologies d'IRA. Les patients étaient randomisés pour recevoir soit un traitement médical conventionnel seul, soit celui-ci associé à une VNI en aide inspiratoire. Il n'existait pas de bénéfice significatif de la VNI, ni en terme de fréquence d'intubation, ni en terme de durée de séjour ou de mortalité. Toutefois, il paraît plus pertinent d'analyser le bénéfice de la VNI en fonction de la pathologie responsable de l'IRA.

L'œdème pulmonaire cardiogénique (OAPc)

La VNI a été proposée chez des patients en IRA par OAPc résistant au traitement médical. Il existe dans cette situation clinique deux études randomisées ayant comparé l'oxygène seul à l'oxygène associé à une VSPPC au masque facial [4, 5]. L'efficacité de la VSPPC était attestée par la diminution significative de la fréquence respiratoire et de la $PaCO_2$ après 30 minutes [4], l'augmentation significative de la PaO_2 et de l'index d'éjection systolique [5]. Surtout, il existait dans les deux études une diminution significative du recours à l'intubation dans le groupe VSPPC : respectivement, 0 % et 16 % des patients de ce groupe, contre 35 % et 36 % des patients du groupe oxygène seul. Toutefois, dans ces deux études, l'utilisation de la VSPPC ne modifiait ni la durée de séjour hospitalier ni la mortalité. Des résultats similaires ont été obtenus par la VNI en aide inspiratoire dans deux études ouvertes [6, 7] : l'intubation était évitée chez 87 % et 81 % des patients respectivement.

Les traumatismes thoraciques

Les fractures pluricostales sont souvent responsables de douleurs limitant l'inspiration et la toux. La prise en charge a pour objectif d'éviter l'hypoventilation, et doit associer à la prise en charge ventilatoire une analgésie efficace. Une étude randomisée a été réalisée chez des patients présentant des fractures multiples de côtes [8]. Un groupe a reçu une VSPPC au masque, combinée avec une analgésie péridurale, l'autre groupe était traité par intubation et ventilation mécanique. La durée de séjour était significativement plus courte dans le groupe avec VSPPC. De plus, le taux de surinfections pulmonaires nosocomiales était moindre. Lorsqu'il existe une contusion pulmonaire hypoxémiante, l'objectif de la prise en charge ventilatoire sera avant tout d'améliorer les échanges gazeux. Hurst *et al.* [9] ont utilisé la VSPPC chez 20 patients présentant une contusion pulmonaire hypoxémiante (PaO_2/FiO_2 moyen à 131 avant mise sous VSPPC). Seul un patient a dû être intubé.

Les pneumopathies infectieuses aiguës communautaires

Il n'existe pas d'étude prospective concernant spécifiquement cette situation clinique. Les cas rapportés utilisant une VNI en aide inspiratoire sont issus de séries hétérogènes. Les résultats obtenus sont pour certains médiocres [3, 10, 11], pour d'autres plus encourageants [12-14]. En ce qui concerne la VSPPC, une étude rétrospective rapporte 60 % de succès, celui-ci étant défini par le contrôle de l'IRA sans intubation [15].

Les pneumopathies chez l'immunodéprimé

L'utilisation de la VNI paraît souhaitable chez ces patients, particulièrement exposés au risque infectieux pulmonaire lié à une ventilation invasive. Deux études utilisant la VSPPC lors de pneumocystoses rapportent des taux de succès importants [16, 17]. Une étude, qui s'adressait plus largement aux patients immunodéprimés en IRA, a utilisé une VNI en aide inspiratoire et rapporte 63 % de succès [18].

Pour résumer, il n'y a donc pas, à l'heure actuelle, de preuve formelle de l'intérêt de la mise en route d'une VNI chez un patient en IRA sur poumon antérieurement sain. Toutefois, il existe manifestement des situations cliniques (OAP cardiogénique, traumatismes thoraciques, pneumocystoses de l'immunodéprimé), où l'association d'une VNI au traitement médical conventionnel peut permettre d'éviter l'intubation, voire de diminuer la durée de séjour. En revanche, il existe clairement des IRA dont la gravité justifie d'emblée l'intubation ; ces patients ont d'ailleurs été exclus systématiquement de toutes les études ayant testé la VNI.

Existe-t-il un rationnel pour la mise en route de la VNI au SAU ?

Il nous paraît exister deux objectifs potentiels.

Éviter l'hospitalisation en réanimation si l'amélioration clinique est suffisante après quelques heures de VNI

Ceci ne semble envisageable que dans le cadre de l'OAP cardiogénique. En effet, la VNI est avant tout un traitement symptomatique, qui a pour but de prendre en charge l'excès de travail imposé aux muscles respiratoires. Donc, après quelques heures de VNI, lorsque le patient est remis en ventilation spontanée, on ne peut espérer une amélioration clinique nette que si le traitement médical a permis dans l'intervalle de diminuer le travail musculaire respiratoire. Une telle efficacité du traitement médical est possible dans l'OAP cardiogénique, par le biais du traitement symptomatique (diurétiques, dérivés nitrés…), ou du traitement de la cause (réduction d'un trouble rythmique, traitement d'une poussée hypertensive...). De fait, une étude a noté, chez des patients en IRA par OAPc, une diminution significative de la fréquence respiratoire après la première séance de VNI (26 ± 6 contre 37 ± 7 avant VNI) et une augmentation significative du pH [2]. Et 5 des 21 patients étudiés n'avaient eu besoin que d'une séance de VNI durant moins de 3 heures. De même, une étude utilisant une VNI en aide inspiratoire rapporte une durée moyenne de VNI de 2,8 heures avec 87 % de succès [6]. L'étude de L'Her *et al.* est plus démonstrative encore [1]. Elle a évalué prospectivement l'intérêt de la VNI en VSPPC chez les patients admis aux urgences en IRA hypoxémique. L'hospitalisation en réanimation pouvait être évitée chez 50 % des patients en OAPc. À l'inverse, pour les autres étiologies d'IRA (pneumopathies...), tous les patients ont dû être transférés en réanimation. Ceci concorde avec les durées de VNI rapportées par d'autres études chez ce type de patients (sans OAPc) : en cas de succès de la VNI, la durée de cette dernière est souvent supérieure à 24 heures [9, 14, 19].

Pallier la détresse respiratoire en attendant une décision thérapeutique

Chez certains patients, les antécédents médicaux, les tares associées ou l'âge peuvent d'emblée faire discuter le bien-fondé d'une ventilation invasive. La VNI peut ici éviter l'intubation, le temps de rassembler les éléments suffisants à la décision : consultation d'un éventuel dossier antérieur, avis du médecin traitant, discussion avec la famille, avis de l'équipe de réanimation. En effet, la VNI paraît efficace à court terme chez la majorité des patients, quelle que soit l'étiologie de l'IRA. Ainsi, dans l'étude de Meduri *et al.*, regroupant 158 patients ventilés en aide inspiratoire, la dyspnée avait diminué 2 heures après la mise sous VNI chez 96 % des patients et la fréquence respiratoire avait également significativement diminué [14]. De même, une amélioration significative du rapport PaO_2/FiO_2 était notée après 1 heure de VSPPC chez tous les patients dans l'étude de Covelli *et al.* [19].

Contre-indications à la VNI

Quand l'intubation est d'emblée justifiée

Il s'agit en règle générale de cas d'épuisement musculaire respiratoire, de coma, ou de défaillance hémodynamique associée à l'IRA.

La mise sous VNI peut être discutable

En cas d'encombrement bronchique, si la toux est inefficace, il faudra recourir aux aspirations trachéales, qui seront facilitées par une intubation. Par ailleurs, l'existence d'une fracture du massif facial paraît contre-indiquer une VNI.

Enfin, la structure peut être inadaptée à la surveillance du patient sous VNI, qui doit être continue

Ce peut être par manque de personnel médico-infirmier ou par manque de matériel : cardioscope, SpO_2.

Mise en œuvre de la VNI au SAU

Elle ne peut se concevoir sans un matériel adapté et un environnement permettant une surveillance adéquate.

Masque utilisé

Il paraît plus sûr d'utiliser un masque nasobuccal plutôt que nasal. En effet, du fait de l'intensité de la dyspnée, le patient en IRA respire le plus souvent à la fois par le nez et la bouche. Or une étude, utilisant une VNI par masque nasal, a montré que l'effet bénéfique de la VNI sur l'activité diaphragmatique (mise au « repos ») diminuait ou disparaissait si le patient ouvrait la bouche [20].

Respirateur

Son choix dépend du mode ventilatoire utilisé, dont la description fait l'objet d'un autre exposé. Si l'on choisit le mode VSPPC, il paraît souhaitable d'utiliser plutôt un circuit dit à débit continu, dont il existe des kits commercialisés. Lorsque le montage est artisanal, le débit du mélange air-oxygène doit être suffisamment élevé pour répondre à la demande inspiratoire du patient. Il doit de plus comporter un ballon-réservoir permettant de minimiser les variations de pression lors de l'effort inspiratoire. Les modes dits de CPAP des respirateurs lourds de réanimation paraissent moins performants car ils nécessitent l'ouverture par l'effort inspiratoire d'une valve à la demande, ce qui impose au patient un surcroît de travail inspiratoire [21]. Enfin, les appareils de pression post-time continue utilisés pour le traitement des syndromes d'apnées du sommeil, nécessitant un apport d'oxygène supplémentaire, ne permettent pas de contrôler la FiO_2. Si le mode choisi est la VNI en aide inspiratoire, on peut utiliser un respirateur de réanimation. On peut aussi utiliser des appareils de type BIPAP [22], qui fonctionnent avec l'air ambiant de la pièce, et ne nécessitent donc pas de source d'air comprimé, l'apport d'oxygène supplémentaire étant réalisé directement dans le masque.

Lieu et surveillance

Au sein d'un service d'urgence, la VNI devra être pratiquée dans une salle de type « déchoquage ». En effet, il paraît indispensable que le patient puisse bénéficier d'une surveillance continue. Celle-ci inclura un monitoring continu par cardioscope et saturation artérielle en oxygène, avec des seuils d'alarmes préréglés, un matériel d'intubation et de ventilation invasive disponible à tout moment, et un personnel médico-infirmier pouvant surveiller le patient en permanence pendant toute la durée de la séance de VNI. Ce personnel devra être formé au dépistage des signes de non-amélioration ou d'aggravation : persistance d'une tachypnée, persistance d'un tirage inspiratoire, apparition de troubles de la conscience, troubles du rythme cardiaque, désaturation artérielle en oxygène... Il devra aussi surveiller l'étanchéité du masque, l'absence de fuites compromettant l'efficacité de la VNI, l'absence de vomissements dans le masque comportant un risque d'inhalation.

Évaluation

L'efficacité de la VNI sur les symptômes d'IRA paraît pouvoir être jugée cliniquement dans les 15 premières minutes sur la diminution de la fréquence respiratoire et l'augmentation de la SpO_2 [7] et, gazométriquement, après 1 heure de VNI [1, 7, 11, 13,19]. Cette évaluation précoce permet de mettre fin rapidement à la VNI quand elle est inefficace et de discuter l'intubation. En revanche, l'amélioration du patient après 1 heure de VNI ne permet pas de préjuger de la réussite « finale » de la méthode [7, 11, 13, 19]. En pratique, au SAU, la question qui se pose alors chez un tel patient va être celle de l'orientation : réanimation pour poursuite de la VNI ou non ? Il nous semble que l'arrêt de la VNI et la mutation en service « non intensif » ne peuvent s'envisager que pour un patient admis pour OAP cardiogénique, et dont l'amélioration clinique persiste à l'arrêt de la VNI [1, 2].

Conclusion

La place de la VNI dans la prise en charge au SAU des patients en IRA paraît limitée. Son intérêt est pourtant réel chez le patient en OAP cardiogénique, où elle peut permettre non seulement d'éviter l'intubation, mais aussi l'hospitalisation en réanimation. Toutefois, sa mise en œuvre nécessite une organisation et une surveillance difficilement compatibles avec le mode d'activité d'un SAU. Il paraît surtout important de connaître les bonnes indications de la VNI pour pouvoir privilégier cette approche, en coordination avec les services de réanimation.

BIBLIOGRAPHIE

[1] L'Her E, Renault A, Moriconi M, Bouquin V *et al.* Continuous positive airway pressure in the early treatment of acute hypoxemic respiratory failure [Abstract]. ICMED 1997 ; 23 (Suppl 1) : S5.

[2] Beuret P, Perraud P, Renoux F *et al.* Intérêt de la ventilation non invasive chez les patients admis au SAU pour insuffisance respiratoire aiguë par œdème pulmonaire cardiogénique [Abstract]. Réan Urg 1995 ; 4 : 008.

[3] Wysocki M, Tric L, Wolff MA *et al.* Non invasive pressure support ventilation in patients with acute respiratory failure. A randomised comparison with conventional therapy. Chest 1995 ; 107 : 761-768.

[4] Bersten AD, Holt AW, Vedig AE *et al.* Treatment of severe cardiogenic pulmonary edema with continuous positive pressure delivered by face mask. N Engl J Med 1991 ; 325 : 1825-1830.

[5] Lin M, Yang YF, Chiang HT *et al.* Reappraisal of continuous positive airway pressure therapy in acute cardiogenic pulmonary edema. Chest 1995 ; 107 : 1379-1386.

[6] Bollaert PE, Weber M, Luchelli JP *et al.* Non invasive pressure support ventilation (NIPSV) for acute cardiogenic pulmonary edema : a case control study [Abstract]. Am J Respir Crit Care Med 1996, 153 : A609.

[7] Rusterholtz T, Kempf J, Gayol S *et al.* Evaluation of facial mask pressure support ventilation (FMPSV) during acute cardiogenic pulmonary edema [Abstract]. ICMED 1995 ; 21 (Suppl 1) : S133.

[8] Bolliger CT, Van Eeden SF. Treatment of multiple rib fractures. Randomized controlled trial comparing ventilatory with non ventilatory management. Chest 1990 ; 97 : 943-948.

[9] Hurst JM, DeHaven CB, Branson RD. Use of CPAP mask as the sole mode of ventilatory support in trauma patients with mild to moderate respiratory insufficiency. J Trauma 1985 ; 25 : 1065-1068.

[10] Legras A, Dequin PF, Perrotin D *et al.* Difficultés de la ventilation au masque dans l'insuffisance respiratoire aiguë. Rean Urg 1993 ; 6 : 649.

[11] Wysocki M, Tric L, Wolff MA *et al.* Non invasive pressure support ventilation in patients with acute respiratory failure. Chest 1993 ; 103 : 907-913.

[12] Pennock BE, Kaplan PD, Carlin BW *et al.* Pressure support ventilation with a simplified ventilatory support system administered with a nasal mask in patients with acute respiratory failure. Chest 1991 ; 100 : 1371-1376.

[13] Ward P, Webster K, Ludwig L *et al.* Non invasive positive-pressure ventilation in acute respiratory distress without prior chronic respiratory failure. Am J Respir Crit Care Med 1996 ; 153 : 1005-1011.

[14] Meduri U, Turner RE, Abou-Shala NA, Wunderink R, Tolley E. Non invasive positive pressure ventilation via face mask. First-line intervention in patients with acute hypercapnic and hypoxemic respiratory failure. Chest 1996 ; 109 : 179-183.

[15] Di Roio C, Dubois JM, Langevin B *et al.* Critères de gravité et évolution des pneumopathies communautaires de réanimation [Abstract]. Rean Urg 1994 ; 3 : O79.

[16] Kesten S, Rebuck AS. Nasal continuous positive airway pressure in *Pneumocystis carinii* pneumonia. Lancet 1988, II : 1414-1415.

[17] Gachot B, Clair B, Wolf M *et al.* Continuous positive airway pressure administered by face mask or mechanical ventilation in patients with immunodeficiency virus infection and severe *Pneumocystis Carinii* pneumonia. Int Care Med 1992 ; 18 : 155-159.

[18] Rabbat A, Garrouste-Orgeas MT, Leleu-Namias G *et al.* Ventilation avec aide inspiratoire au masque facial des patients immunodéprimés en détresse respiratoire. Rean Urg 1992 ; 1 : 91.

[19] Covelli HD, Weled BJ, Beekman JF. Efficacy of continuous positive airway pressure administered by face mask. Chest 1982 ; 81 : 147-150.

[20] Carrey Z, Gottfried S, Levy RD. Ventilatory muscle support in respiratory failure with nasal positive pressure ventilation. Chest 1990 ; 97 : 150-158.

[21] Viale JP, Annat G, Bertrand O, Godard J, Motin J. Additional inspiratory work in intubated patients with continuous positive airway pressure systems. Anesthesiology 1985 ; 63 : 536-539.

[22] Newberry D, Noblett K, Kohlhouse L. Non invasive bilevel positive pressure ventilation in severe acute pulmonary edema. Am J Emerg Med 1995 ; 13 : 479-482.

TRAITEMENT DES DÉCOMPENSATIONS AIGUËS DES BRONCHOPNEUMOPATHIES CHRONIQUES OBSTRUCTIVES PAR VENTILATION FACIALE NON INVASIVE

F. Bart*, C. Verkindre*, F. Molin**

L'assistance ventilatoire par intubation trachéale est le traitement de référence des décompensations aiguës des bronchopneumopathies chroniques obstructives (BPCO). L'intubation trachéale est un acte invasif qui peut entraîner des complications à court, moyen et long termes, responsables d'une certaine morbidité et mortalité. L'intubation trachéale est le principal facteur favorisant des pneumonies nosocomiales sous respirateur car elle court-circuite les mécanismes de défense des voies aériennes supérieures et entraîne des lésions locales qui favorisent la colonisation bactérienne de la trachée. La ventilation mécanique non invasive (VMNI) a pour but d'assurer une assistance ventilatoire efficace en évitant l'intubation trachéale et les complications qui lui sont associées. La VMNI peut se faire en pression négative ou positive. La ventilation en pression négative (« tank », « cuirasse » ou « poncho ») n'est pratiquement pas utilisée en période aiguë du fait de l'encombrement du matériel et parce qu'elle peut entraîner des phénomènes d'obstruction des voies aériennes supérieures responsables de désaturations oxyhémoglobinées. Nous n'envisagerons que la VMNI en pression posi-

* Service de Pneumologie, Centre hospitalier Germon et Gauthier, 62400 Béthune.
** Service des Urgences, Centre hospitalier Germon et Gauthier, 62400 Béthune.

tive intermittente, appliquée par masque facial, nasal ou nasobuccal (VFPPI). L'efficacité de la VFPPI dans le traitement des décompensations aiguës des BPCO a été mise en évidence dans de nombreuses études qui étaient cependant critiquables car non prospectives et non contrôlées. Récemment, des études randomisées et contrôlées ont confirmé l'efficacité de la technique [1-4]. Kramer *et al.* [4] rapportent dans leur série un recours à l'intubation chez 9 % des BPCO en décompensation aiguë sous VFPPI, contre 67 % dans le groupe contrôle. Brochard *et al.* [1] rapportent un recours à l'intubation chez 25 % des BPCO en décompensation aiguë sous VFPPI, contre 75 % dans le groupe contrôle.

Brochard montre également que la VFPPI permet de réduire la durée d'hospitalisation et la mortalité. Bien que la VFPPI ne soit applicable qu'à une certaine catégorie très sélectionnée de BPCO en décompensation aiguë, les médecins prenant en charge ces patients doivent connaître cette technique, ses indications et ses contre-indications, afin de pouvoir la proposer suffisamment précocement et éviter le recours à l'intubation trachéale.

Historique

La VFPPI a été appliquée dans un premier temps comme méthode de ventilation à domicile dans l'insuffisance respiratoire chronique restrictive avec hypoventilation alvéolaire diurne et/ou désaturations oxyhémoglobinées nocturnes. La VFPPI effectuée la nuit chez des patients insuffisants respiratoires par déformation thoracique ou maladie neuromusculaire corrige les anomalies gazométriques nocturnes, améliore les symptômes tels que les céphalées matinales et la somnolence diurne secondaire à l'hypercapnie. Elle permet également d'améliorer, voire de normaliser, la PaO_2 et la $PaCO_2$ pendant la période de sevrage diurne de façon durable [5, 6]. Le bénéfice de la VFPPI nocturne chez ces patients est admis par tous désormais et permet d'éviter la trachéotomie ou de la différer de plusieurs années. Chez les patients atteints de BPCO, les résultats sont discordants, certaines études montrent un bénéfice chez les sujets hypercapniques et présentant des désaturations oxyhémoglobinées nocturnes. L'efficacité de la VFPPI dans la ventilation à domicile des insuffisants respiratoires chroniques a rapidement suggéré à certains auteurs de l'appliquer aux épisodes d'insuffisance respiratoire aiguë, notamment de type hypercapnique. Meduri *et al.* [7] furent les premiers à rapporter l'efficacité de la méthode.

Mécanismes d'action de la VFPPI

Dans l'insuffisance respiratoire chronique restrictive avec hypoventilation alvéolaire, l'amélioration des paramètres gazométriques par la VFPPI est expliquée par plusieurs mécanismes potentiels : correction de la fatigue des muscles respiratoires par leur mise au repos, amélioration de la compliance pulmonaire et correction des phénomènes d'hypoventilation nocturne permettant de restaurer la sensibilité des centres respiratoires au CO_2. Dans les épisodes de défaillance respiratoire aiguë, les mécanismes précis par lesquels la VFPPI corrige les désordres gazométriques ne sont pas parfaitement connus, cependant la suppression de la fatigue des muscles inspiratoires semble être un élément prépondérant. En effet, Brochard *et al.* [8], étudiant 11 cas de BPCO en décompensation aiguë traités par VFPPI, ont pu montrer une réduction de l'index temps-pression des muscles inspiratoires et une réduction de l'activité électromyographique du diaphragme. Carrey *et al.*[9] montrent que la ventilation nasale réduit l'activité électromyographique du diaphragme chez les sujets sains, les insuffisants respiratoires restrictifs et les sujets atteints de BPCO. Cette réduction de l'activité électromyographique est proportionnelle au niveau de pression positive délivrée (Fig. 1). Ceci s'accompagne d'une modification du mode ventilatoire, avec diminution de la fréquence respiratoire, augmentation du volume courant et augmentation de la ventilation minute. Tout ceci, aboutissant à l'amélioration des paramètres gazométriques avec amélioration de l'oxygénation, réduction de l'hypercapnie et de l'acidose respiratoire dès la première heure de ventilation.

La VFPPI chez le sujet atteint de BPCO en décompensation allège également le travail ventilatoire en négativant les effets délétères de la PEEP intrinsèque. Ce phénomène est fréquent chez ces patients et associe une fermeture précoce des voies aériennes et une hyperinflation dynamique. La PEEP intrinsèque représente une charge que les muscles inspiratoires doivent vaincre à chaque cycle avant de générer un débit inspiratoire. Appendini [10] a montré que l'application d'une pression positive continue (PPC) de 5 cm H_2O permettait d'alléger le travail des muscles inspiratoires chez les sujets atteints de BPCO, et que la combinaison d'une aide inspiratoire et d'une PEEP extrinsèque était plus efficace que la PPC seule pour réduire la fatigue diaphragmatique. L'amélioration de la performance des muscles respiratoires obtenue par la VFPPI résulte également d'une meilleure oxygénation de ces muscles, secondaire à l'augmentation de la saturation en O_2

Indications et contre-indications

La VFPPI est indiquée chez les patients atteints de BPCO présentant une décompensation aiguë, caractérisée par des critères cliniques : aggravation de la dyspnée, polypnée supérieure à 30/minute, mise en jeu des muscles respiratoires accessoires, asynchronisme thoraco-abdominal, et/ou des critères gazométriques : $PaCO_2 > 50$ mmHg, pH $< 7{,}35$.

La VFPPI peut être indiquée également chez des patients pour lesquels l'intubation trachéale ne semble pas raisonnable : patients âgés [11], patients dont le pronostic à court terme est péjoratif du fait d'une pathologie associée, patient arrivé au terme de sa pathologie respiratoire, refus de l'intubation par le patient ou sa famille.

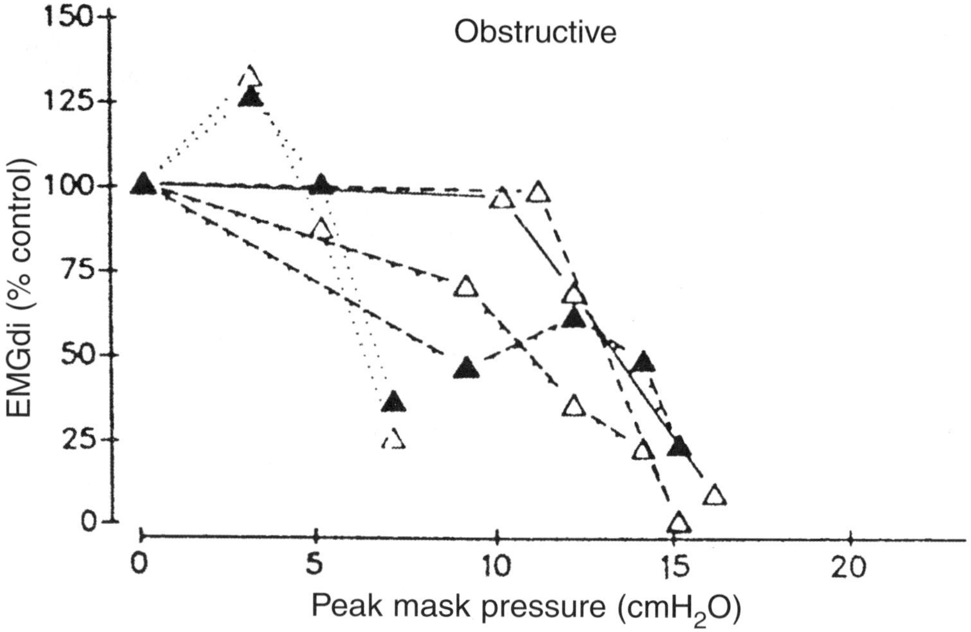

Figure 1 – Relation entre l'amplitude de l'EMG diaphragmatique et le niveau de pression délivrée par ventilation nasale chez des patients atteints de BPCO. Les triangles ouverts représentent l'EMG enregistré par électrode de surface et les triangles pleins l'EMG enregistré par électrode œsophagienne
(d'après Carrey *et al.* [9])

Les contre-indications à la mise en route d'une VPPI chez les patients atteints de BPCO en décompensation sont les suivantes :
– gravité initiale justifiant une intubation immédiate ;
– instabilité hémodynamique, TA < 90 mmHg ;
– altération de la conscience rendant la coopération impossible ;
– troubles de déglutition ;
– arythmies cardiaques évolutives ;
– défaillance pluriviscérale associée ;
– encombrement trachéobronchique majeur avec toux inefficace ;
– décompensation secondaire à une cause relevant d'un traitement spécifique (pneumothorax, embolie pulmonaire, pneumonie sévère).

Ces critères restrictifs font que la VFPPI peut être envisagée chez environ 30 % des cas de BPCO avec décompensation aiguë.

Équipement

Respirateur et mode ventilatoire

La VFPPI peut utiliser des respirateurs volumétriques ou barométriques. Théoriquement, tous les modes ventilatoires utilisés chez les patients intubés sont applicables à la ventilation non invasive.

En pratique, la ventilation assistée contrôlée (VAC) et la ventilation en aide inspiratoire (AI) avec ou sans PEEP externe sont les modes de ventilation habituellement utilisés.

En mode VAC, le patient déclenche le cycle respiratoire et reçoit un volume courant déterminé selon un débit inspiratoire fixé ; toute fuite va réduire le volume délivré au patient et donc l'assistance ventilatoire.

L'efficacité de la ventilation en aide inspiratoire est démontrée chez le sujet atteint de BPCO intubé. En ventilation faciale, l'aide inspiratoire améliore les échanges gazeux, diminue la fréquence respiratoire, augmente le volume courant, réduit l'activité diaphragmatique de façon proportionnelle au niveau de pression délivrée. C'est un mode ventilatoire confortable pour le patient, permettant une adaptation rapide. Les fuites peuvent cependant altérer les mécanismes régulant la durée du temps inspiratoire et être à l'origine d'une désadaptation entre le patient et la machine. L'efficacité de l'aide inspiratoire dépend étroitement des qualités du respirateur propre à chaque fabricant, ce qui peut expliquer les différences d'efficacité de la technique selon que l'on utilise des respirateurs faits pour le domicile et adaptés à des patients stables et des respirateurs utilisés en soins intensifs. Les études disponibles n'ont pas montré de différence en termes d'efficacité entre la VAC et l'aide inspiratoire mais retrouvent un meilleur confort du patient sous ventilation en aide inspiratoire [12]

Interface patient-respirateur

Raccord entre le patient et le respirateur, le masque est une pièce maîtresse dont la qualité est déterminante dans le succès de la technique. Le masque nasal provoque moins d'espace mort, minimise les risques en cas de vomissements, qui sont rares toutefois. Il est également plus confortable que le masque nasobuccal et permet au patient d'expectorer et de parler sans devoir l'ôter. Son inconvénient majeur est de permettre les fuites par la bouche. Carrey *et al.* [9] ont montré qu'il n'y avait pas de réduction du travail diaphragmatique sous ventilation nasale si la bouche restait ouverte. De plus, les patients en décompensation aiguë présentent une hyperventilation qui leur fait souvent adopter une respiration nasale et buccale et il est difficile pour eux de passer à une ventilation nasale exclusive. Le problème des ouvertures buccales sous ventilation nasale peut être corrigé par l'adjonction d'une mentonnière. L'adaptation du masque nasal est également difficile chez les patients édentés car il n'y a pas de base d'appui satisfaisante. Le masque nasobuccal supprime les problèmes de fuites buccales, mais son effet espace mort est plus important (250 ml *versus* 100 ml pour le masque nasal). Il peut entraîner également des réactions de claustrophobie chez certains patients. Il est adopté par de nombreuses équipes. Pour l'instant, il n'y pas de différence démontrée en termes d'efficacité entre le modèle nasal et nasobuccal. Des masques commerciaux de très bonne qualité sont désormais disponibles en différentes tailles et il est toujours possible de fabriquer un masque sur mesure à partir d'une pâte siliconée et d'un catalyseur. Cette dernière technique permet de s'adapter à certaines conformités anatomiques, mais nécessite du temps et de l'expérience. Le masque nasal ou nasobuccal doit être appliqué de façon étanche pour minimiser les fuites, mais il ne doit pas être trop serré pour ne pas entraîner de lésion au point d'appui nasal, qui compromettrait la suite de la ventilation.

Modalités pratiques

La VFPPI chez le sujet atteint de BPCO en décompensation doit être associée au traitement médical habituel de ces épisodes d'exacerbation : corticostéroïdes, bêta-2-mimétiques, aminophylline, antibiothérapie, mucorégulateurs, correction des troubles hydroélectrolytiques, prévention des accidents thromboemboliques. Lors de la mise en route de la ventilation nasale, la présence de l'équipe médicale et paramédicale entraînée auprès du patient est déterminante. L'efficacité de la ventilation est appréciée rapidement sur des critères cliniques (patient bien adapté, baisse de la fréquence respiratoire, disparition des signes de lutte) et sur des critères gazométriques. Dans toutes les séries, la baisse de la $PaCO_2$ et l'augmentation du pH dans les deux premières heures de ventilation sont les meilleurs facteurs prédictifs du succès de la méthode (Fig. 2).

Le premier jour, la ventilation non invasive sera poursuivie le plus longtemps possible, entrecoupée de brèves interruptions permettant au patient de parler et de s'alimenter. Les jours suivants, la durée de ventilation est réduite progressivement entre 6 et 8 heures. La durée totale de l'assistance ventilatoire varie de 1 à 4 jours. Toutes les études [13] ont montré que la durée de ventilation par masque facial était plus courte que par intubation trachéale. Les raisons précises n'en sont pas encore déterminées, mais on peut évoquer le fait que la ventilation faciale soit mise en route plus précocement, qu'elle ne nécessite pas de sédation, qu'elle entraîne moins de complications infectieuses et que le sevrage est plus facile car il n'y a pas de surcroît de travail ventilatoire dû à la sonde d'intubation. Certains auteurs [14] rapportent que la VFPPI nécessite un temps médical et paramédical plus important que les techniques conventionnelles. D'autres équipes, cependant, ne font pas les mêmes constatations : Nava *et al.* [15] notent que les patients sous VFPPI ne consomment pas plus de temps médical et paramédical que le groupe contrôle. La charge de travail est

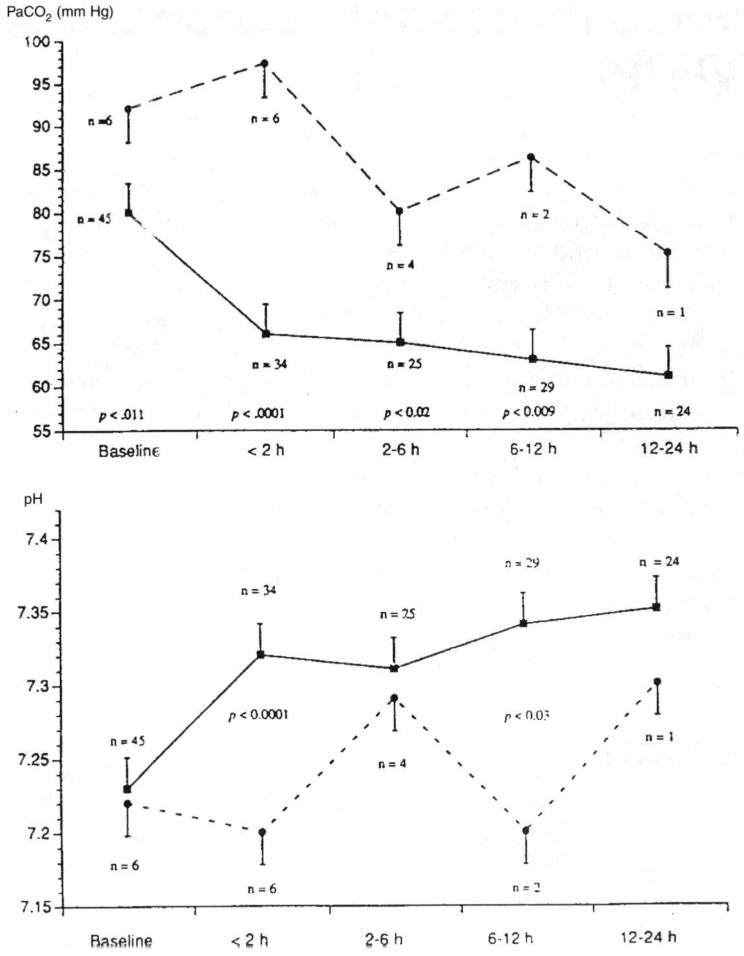

Figure 2 – Évolution du pH et de la $PaCO_2$ au cours du temps sous ventilation nasale. La ligne pointillée représente les patients non répondeurs, la ligne pleine les patients répondeurs
(d'après Meduri *et al.* [13])

surtout marquée dans les premières heures de ventilation puis se réduit nettement. L'entraînement des équipes médicales et paramédicales est déterminant dans le succès de la technique, et peut expliquer que certaines équipes aient rapporté initialement de mauvais résultats, puis, secondairement, de meilleurs résultats, grâce à une expérience plus grande [16, 17].

Inconvénients et effets secondaires de la VFPPI

La VFPPI peut entraîner certains effets secondaires qui restent mineurs : nécrose et ulcération de l'arête nasale au niveau de la zone d'appui du masque, distension gastrique par insufflation, qui nécessite la mise en place d'une sonde gastrique, irritation conjonctivale secondaire aux fuites.

La ventilation faciale ne permet par un accès direct aux voies respiratoires pour réaliser des aspirations endobronchiques. Elle est donc classiquement contre-indiquée en cas d'encombrement bronchique.

Cette contre-indication reste relative, car en réduisant la fatigue des muscles respiratoires la ventilation faciale va pouvoir restaurer l'efficacité de la toux. Le masque peut se désadapter complètement ou partiellement, le patient se retrouvant ainsi sans assistance respiratoire. Pour éviter ces incidents, une surveillance rapprochée, un monitoring du patient et des alarmes efficaces sont donc impératives.

L'inconvénient principal de la ventilation faciale non invasive est représenté par les fuites et l'impossibilité pour certains patients de s'adapter et de tolérer le masque. L'échec de la ventilation non invasive impose le recours à la ventilation invasive et montre donc qu'elle doit se pratiquer au sein ou à proximité d'une unité de soins intensifs.

Conclusion

La ventilation par masque facial en pression positive intermittente est possible chez 30 % des sujets atteints de BPCO en décompensation aiguë. Dans ces cas, la VFPPI est efficace et permet dans 70 à 75 % des cas d'éviter l'intubation trachéale, de réduire la durée d'hospitalisation et la mortalité de ces épisodes de décompensation. L'expérience de l'équipe médicale et paramédicale est un facteur déterminant de sa réussite.

La ventilation faciale doit donc être proposée en première intention, associée au traitement médical, chez les patients entrant dans les indications. Elle ne peut cependant pas s'appliquer à tous les patients et ne peut pas être considérée pour l'instant comme une alternative à la ventilation par intubation trachéale. Des études complémentaires sont nécessaires pour mieux définir les facteurs prédictifs du succès ou de l'échec de la méthode et le mode de ventilation le plus approprié.

BIBLIOGRAPHIE

[1] Brochard L, Mancebo J, Wysocki M *et al.* Non invasive ventilation for acute exacerbations of COPD. N Engl J Med 1995 ; 333 : 817-822.

[2] Bott J, Carrol MP, Conway JH *et al.* Randomized controlled trial of nasal ventilation in acute respiratory failure due to COPD. Lancet 1993 ; 341 : 1555-1557.

[3] Wysocki M, Tric L, Wolff MA *et al.* Non invasive pressure support ventilation in patients with acute respiratory failure : a randomized comparison with conventional therapy. Chest 1995 ; 107 : 761-768.

[4] Kramer N, Meyer TJ, Meharg J *et al.* Randomized, prospective trial of non invasive positive pressure ventilation in acute respiratory failure. Am J Respir Crit Care Med 1995 ; 151 : 1799-1806.

[5] Bach JR, Alba AS, Mosher R *et al.* Intermittent positive pressure ventilation via nasal access in the management of respiratory insufficiency. Chest 1987 ; 92 : 168-170.

[6] Leger P, Jennequin J, Gerard M *et al.* Home positive pressure ventilation via nasal mask for patients with neuromuscular weakness or restrictive lung or chest deformities. Respir Care 1989 ; 34 : 73-77.

[7] Meduri G, Conoscenti C, Menashe P *et al.* Non invasive face mask ventilation in patients with acute respiratory failure. Chest 1989 ; 95 : 865-870.

[8] Brochard L, Isabey D, Piquet J *et al.* Reversal of acute exacerbations of COPD by inspiratory assistance with a face mask. N Engl J Med 1990 ; 323 : 1523-1530.

[9] Carrey Z, Gottfried SB, Levy RD. Ventilatory muscle support in respiratory failure with nasal positive pressure ventilation. Chest 1990 ; 97 : 150-158.

[10] Appendini L, Patessio A, Zanaboni S *et al.* Physiologic effects of positive end-expiratory pressure and mask pressure support during exacerbations of chronic obstructive pulmonary disease. Am J Respir Crit Care Med 1994 ; 149 : 1069-1076.

[11] Benhamou D, Girault C, Faure C *et al.* Nasal mask ventilation in acute respiratory failure : experience in ederly patients. Chest 1992 ; 102 : 912-917.

[12] Girault C, Richard JC, Chevron V *et al.* Comparative physiologic effects of non invasive assist-control and pressure support ventilation in acute hypercapnic respiratory failure. Chest 1997 ; 111 : 1639-1648.

[13] Meduri GU, Turner RE, Abou-Shala N *et al.* Non invasive positive pressure ventilation via face mask : first-line intervention in patients with acute hypercapnique and hypoxemic respiratory failure. Chest 1996 ; 109 : 179-193.

[14] Chevrolet JC, Jolliet P, Abajo B *et al.* Nasal positive pressure ventilation in patients with acute respiratory failure. Difficult and time-consuming procedure for nurses. Chest 1991 ; 100 : 775-782.

[15] Nava S, Evangelisti I, Rampulla C *et al.* Human and financial cost of non invasive mechanical ventilation in patients affected by COPD and acute respiratory failure. Chest 1997 ; 111 : 1631-1638.

[16] Foglio C, Vittaca M, Quadri A *et al.* Acute exacerbations in severe COLD patients. Treatment using positive pressure ventilation by nasal mask. Chest 1992 ; 101 : 1533-1538.

[17] Ambrosino N, Nava S, Rubini F. Non invasive mechanical ventilation in the treatment of acute respiratory failure in chronic obstructive pulmonary disease. Monaldi Arch Chest 1993 ; 19 : 431-432.

4. Afflux massif de patients aux Urgences

Coordonnateur :

D. Van Den Roost

CHAPITRE XI

PLACE DES INFIRMIERS FACE À L'AFFLUX MASSIF DE BLESSÉS À L'HÔPITAL

G. Tanguy

L'**urgence individuelle** est une préoccupation ancienne en France, et la réponse médicale s'est affinée depuis de nombreuses années. La prise en charge des urgences individuelles extrahospitalières est organisée depuis 1965. Les étapes de cette prise en charge incluent les soins médicaux sur place, la stabilisation de l'état clinique et le transport sanitaire vers un centre hospitalier.

Ces soins nécessitent des moyens humains et matériels importants pour une ou quelques victimes isolées.

L'**urgence collective,** représentée par la survenue simultanée de nombreuses victimes, ne peut fonctionner de la même façon, du fait de besoins nécessitant de grands moyens impossibles à satisfaire immédiatement.

La seule réponse face à ces situations exceptionnelles est l'anticipation d'une organisation rigoureuse, sous peine d'insuffisance.

En milieu extrahospitalier, le **plan rouge** prévoit la mise en place d'une chaîne de secours. Il comporte le tri et la catégorisation des victimes, leur conditionnement puis leur évacuation vers un ou des centres hospitaliers.

Il répond à des exigences réglementaires [1-3].

Le dernier maillon de la chaîne, le centre hospitalier, met en place le **plan blanc**.

Ghislaine Tanguy, CESU 35, Pontchaillou, rue Henri-Le-Guillou, 35033 Rennes cedex.

Spécificité du plan blanc

Le plan blanc peut être défini ainsi : « plan de secours et d'accueil hospitalier permettant de faire face à la prise en charge de nombreuses victimes ». Il est déclenché par la direction de l'établissement sur avis du médecin régulateur du SAMU, en fonction du nombre de victimes ou de la situation géographique du centre hospitalier.

Une cellule de crise est constituée. Son rôle est d'assurer toute la logistique. Elle est composée d'un directeur, d'une infirmière générale, d'un médecin régulateur, d'un cadre infirmier SAMU et d'un cadre infirmier supérieur d'anesthésie, et enfin d'un permanencier d'aide à la régulation médicale, chargé des transmissions.

Les missions de la cellule de crise sont schématisées dans la *figure 1*.

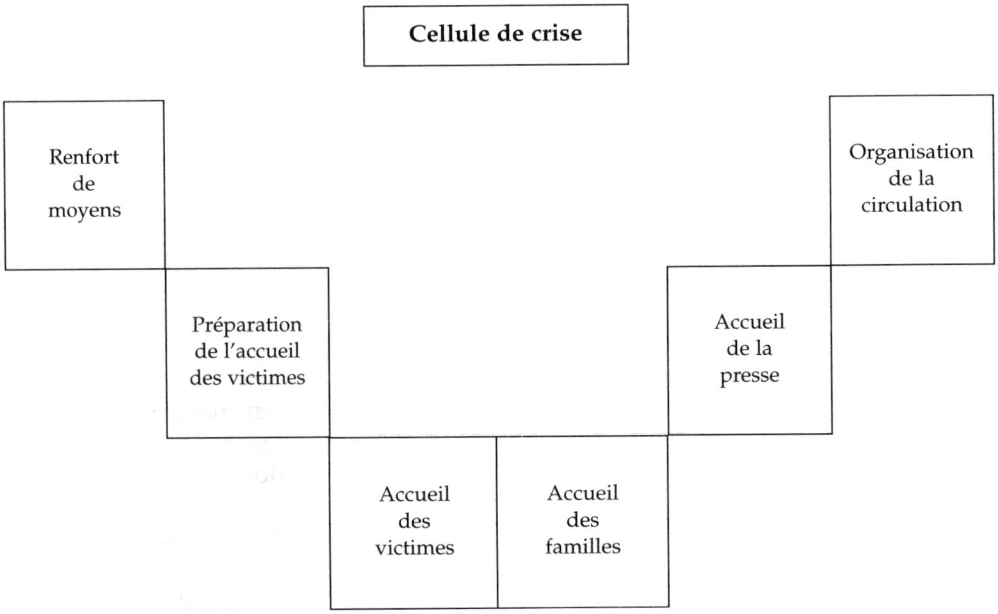

Figure 1 – Missions de la cellule de crise

Renfort des moyens

Personnel

Le personnel en place est maintenu, ce d'autant plus quand le plan est déclenché peu de temps avant un changement d'équipe. Le standard téléphonique est renforcé en personnel.

Les soignants sont appelés à leur domicile au fur et à mesure des informations ou des besoins.

Services techniques

Plusieurs services sont mobilisés :
- les services techniques et ateliers pour faire face aux problèmes techniques et s'assurer de la disponibilité de lits et de brancards ainsi que de lingerie suffisante (draps et couvertures) ;
- la pharmacie, qui s'assurera d'un stock pharmaceutique prêt à être mobilisé ;
- le service radio et les laboratoires ;
- les cuisines, qui devront pouvoir servir des repas chauds pour les victimes et le personnel.

Communication

Il est nécessaire d'augmenter le nombre de lignes téléphoniques directes (cellule de crise et accueil). La mise en œuvre d'un numéro Vert permettra la diffusion d'informations au public, avec une permanence téléphonique 24 heures sur 24. Les ministres des cultes doivent être prévenus.

Préparation de l'accueil des victimes

Vider le service d'Accueil en une demi-heure est indispensable. Pour atteindre cet objectif, les patients présents seront évacués vers les services d'hospitalisation du centre hospitalier ou vers les établissements de soins à proximité. La sortie de certains patients dont le cas le permet sera anticipée. Enfin, le programme opératoire programmé doit être suspendu.

Parallèlement, la recherche et l'inventaire des lits sont réalisés par la cellule de crise sur le centre hospitalier et les établissements voisins du site de l'accident. Cette recherche est orientée et adaptée aux pathologies annoncées par le directeur des secours médicaux. Le site choisi pour le transfert direct des victimes est communiqué au médecin évacuateur.

Accueil des victimes

Un grand espace est indispensable pour recevoir les patients. Le tri et l'affectation intra-muros des victimes y seront réalisés, en lien avec la cellule de crise. L'accueil est sous la responsabilité d'un médecin rompu aux soins d'urgence, qui organisera la vérification des fiches médicales de l'avant.

Certains patients seront envoyés directement vers certains sites spécialisés à partir du poste médical avancé.

Accueil des familles

Il doit être réalisé, le plus près possible de l'entrée du centre hospitalier. Cet accueil est important pour informer, rassurer, orienter les familles arrivant à l'hôpital. Il permet d'éviter la circulation des personnes au hasard dans le service d'Accueil.

Son rôle est également de centraliser la liste des identités des victimes et leur destination.

Dans la mesure du possible, les visites aux malades seront suspendues.

Accueil de la presse

Il est assuré par le directeur d'établissement. Ce dernier donnera des informations sous forme de conférences de presse régulières, en accord avec la préfecture.

Circulation dans le centre hospitalier

La mise en place d'un fléchage et d'une canalisation est indispensable afin d'éviter les embouteillages qui bloqueraient l'arrivée des ambulances.

Place de l'infirmière dans le plan blanc

Disponibilité du personnel

– Les équipes sur place restent, surtout si un changement d'équipe est prévu, et s'organisent au niveau familial (téléphones directs disponibles).
– Le personnel qui est à domicile doit rester chez lui, ne pas venir sans appel et attendre d'être contacté. Il doit garder le téléphone libre, ne pas téléphoner au CH (saturation du standard), et s'organiser pour pouvoir se libérer (enfants à garder). Il est utile d'écouter France Inter et la télévision locale, qui sont chargés d'informer la population de l'évolution du problème.
– En cas de réquisition, le personnel doit rallier le point cité, en principe le service habituel. Il doit demeurer à son affectation, proche d'un téléphone, et ne doit pas se rendre à l'accueil.
– Infirmier dans une autre région, il peut se présenter à la cellule de crise pour proposer ses services. Elle est seule habilitée à autoriser la présence et l'exercice dans l'établissement. Il ne faut jamais se présenter ou téléphoner au service d'Accueil, qui n'a pas de pouvoir décisionnel.
– Il est capital de ne pas perdre de vue que **toute attitude individuelle désorganise la logistique générale**.

Spécificité des soins infirmiers

Plusieurs difficultés sont rencontrées : l'identification des patients, la charge de soins techniques et psychologiques et l'attitude des soignants.

Identification des patients

Ce point est très important. Tout patient devant rester porteur de sa fiche d'identification de l'avant, ce numéro permettant de le retrouver à tout moment. Tous les examens porteront le nom du patient, s'il est connu, et son numéro d'identification, aucun examen ne devant être fait sans celui-ci.

Soins techniques

La charge importante représentée par les soins techniques implique la nécessité d'infirmiers connaissant le service, et efficaces rapidement. Un renfort est indispensable les premières heures. Des pauses prévues et répétées permettant des collations sont fortement conseillées pour maintenir un bon niveau d'efficacité.

Soins psychologiques

Le choc d'une agression collective entraîne chez les victimes, qu'ils soient blessés ou indemnes, des comportements pathologiques qui peuvent être éphémères ou durables.

Angoisse et peur intense peuvent se traduire par deux tableaux :
– prostration, stupeur, donnant l'apparence de personnes sidérées ;
– excitation, agitation, comportement désordonné, colère, agressivité, crise de larmes…

Ces attitudes nécessitent une prise en charge empathique, difficile à réaliser dans ces périodes de surcharge de travail. « Le choc psychologique sera minoré par une attitude soignante calme, directive, sécurisante, sans attitude cassante. » « Les soins somatiques doivent être commentés, expliqués, en évitant mystère, précipitation et indifférence. » [4]

Un fait important est à retenir : les conditions psychologiques instaurées au niveau de l'accueil sont essentielles dans la prévention des névroses post-traumatiques [5].

Le soignant sur le terrrain et à l'accueil

Une lourde charge de travail va le mettre à rude épreuve : il devra faire preuve d'une efficacité technique et organisationnelle, et chasser une sensation d'impuissance et d'échec devant l'ampleur de la tâche.

Tous ces éléments peuvent être atténués, et l'action optimisée, grâce à une bonne information préalable de l'organisation du plan blanc et de la pathologie spéciale en situation de catastrophe, ainsi que par la possibilité de s'exprimer après les événements.

Conclusion

Le côté exceptionnel de la catastrophe ne permet pas de maintenir un niveau de compétences permanent de tout le personnel. Cependant, l'organisation restant le maître mot dans ce contexte, le centre hospitalier doit mettre en place une information régulière du personnel d'accueil et de SAMU (premier impliqué). Cette information porte sur la logistique, sur les moyens mis en place par le centre hospitalier et sur les procédures déclarées.

Une information de ce personnel sur la connaissance des comportements psychiques propres à ces situations doit être réalisée : la cellule de crise structure l'organisation avec des tâches définies pour chaque acteur ; un cadre infirmier en est le référent.

Enfin, le centre hospitalier doit avoir formé aux situations de catastrophe du personnel médical, des cadres infirmiers et des infirmiers anesthésistes.

Ce n'est qu'à ce prix que l'institution concernée pourra être sûre de répondre au mieux à une situation exceptionnelle de catastrophe [6].

BIBLIOGRAPHIE

[1] Circulaire de la direction générale de la Santé. Mise en œuvre des soins médicaux, immédiats en présence de nombreuses victime. 13 avril 1987.
[2] Circulaire de la direction générale de la Santé. Afflux de victimes à l'hôpital. 24 décembre 1987.
[3] Décret du 6 mai 1988 relatif aux plans d'urgence.
[4] Noto R, Huguenard P, Larcher A. Médecine de catastrophe. 2e éd. Paris : Masson, 1994, 600 p.
[5] Lafont B. Les victimes du terrorisme – aspects psychologiques. Soins Chirurgie 1988 ; 29-31.
[6] Jacques JM, Gatot C. De l'incident à la catastrophe, un module organisationnel. Soins Urgence 1997 ; 24-30.

CHAPITRE XII

EXPÉRIENCE MÉDICALE ET INFIRMIÈRE D'UN AFFLUX MASSIF DE VICTIMES

G. Javaudin, A.-M. de Montera, P. Lansade, X. Poli

Le 5 mai 1992 à 20 h 20, la tribune nord du stade de football de Bastia (Haute-Corse) s'effondre, entraînant la chute, d'une hauteur comprise entre 10 à 20 mètres, d'environ 3 500 personnes.

Le SMUR étant présent et le match retransmis sur TF1, le bilan initial d'emblée dramatique est communiqué rapidement à la régulation du SAMU, qui demande aussitôt le déclenchement du plan blanc au directeur du centre hospitalier de Bastia.

Celui-ci va s'organiser pour recevoir cet afflux massif de blessés. C'est cette expérience que nous allons essayer de décrire.

Après un rappel des différents événements qui se déroulent sur le stade, à l'hôpital et à l'aéroport, de façon simultanée (l'unique hôpital de Haute-Corse étant distant de 5 km du lieu de la catastrophe), nous essayerons d'analyser les facteurs positifs et négatifs et les leçons que l'on peut en tirer.

Service des Urgences, Centre hospitalier, BP 680, 20604 Bastia cedex.

Le contexte

Le 5 mai 1992 se déroule à Bastia la demi-finale de coupe de France, opposant l'équipe locale à l'Olympique de Marseille, rencontre importante pour le club, qui va faire monter rapidement une tribune de structure légère pouvant accueillir 6 000 personnes.

Ce match fait suite à celui opposant Bastia à Nice, où le nombre inquiétant d'échauffourées violentes entre supporters laissait présager un phénomène identique lors de cette nouvelle rencontre, et peut-être majoré par l'enjeu et les équipes en présence.

Ceci nous avait incité à la mise en place d'une structure médicale importante, composée de 9 médecins, 11 infirmiers, 9 ambulanciers, répartis dans chaque tribune et dans l'infirmerie, que nous avions transformée en salle de déchocage avec une partie réservée aux sutures. L'idée était d'éviter le transfert des malades sur les Urgences du centre hospitalier.

La préfecture classera d'ailleurs cet événement en grand rassemblement (18 000 spectateurs attendus, 15 % de la population de la Corse) et nommera le directeur du SAMU de Haute-Corse directeur des secours médicaux (DSM).

Les faits

Les équipes médicales sont en place dès 18 heures. Le stade est comble, les supporters sont venus de la Corse entière. L'ambiance est surchauffée ; malgré les rappels incessants au calme, les premiers incidents entre supporters commencent vers 18 h 30.

À 20 h 20, la partie supérieure de la tribune nord s'effondre, entraînant dans sa chute 3 500 personnes.

Sur le stade

D'emblée, à l'arrière de la tribune, se produit un dégagement des premières victimes vers l'infirmerie, qui sera comble en quelques minutes. Des évacuations sauvages ont lieu vers l'hôpital, distant de 5 km, et les autres établissements de soins de l'île, y compris vers la Corse-du-Sud (1 h 30 de route pour Porto-Vecchio, 3 heures pour Ajaccio).

À l'avant de la tribune, les dirigeants et joueurs du club effondrent les grilles pour permettre aux spectateurs de la partie basse de la tribune de sortir par l'avant ; ceux-ci descendront dans un calme remarquable vers la pelouse.

Le DSM, par radio, transmet à la régulation du SAMU le premier bilan, d'emblée dramatique : 3 500 personnes, dont notre équipe médicale, sont bloquées sous les planches, les sièges et les tubulures métalliques de la tribune. Il demande des renforts en personnel et en matériel, tout en ayant conscience de l'énormité de ses besoins et de l'impossibilité de les obtenir. Le déclenchement du plan rouge se fera sur place, toutes les autorités y étant représentées. Le DSM demande le rappel de tout le personnel SAMU-SMUR-Urgences, les possibilités d'accueil du centre hospitalier et des cliniques de Bastia, et le renfort des hélicoptères de la Corse-du-Sud [3] et de la base de Solenzara. Il organise les secours sur le stade : la pelouse va, après son évacuation, servir de centre de tri principal, où tous les blessés vont être examinés, traités, fichés avant d'être évacués. Elle sera partagée en deux secteurs par un cordon de sécurité composé de CRS, constituant ainsi une vaste surface qui permet l'atterrissage simultané de plusieurs Alouette [4] et Puma [2].

Une noria aérienne s'établit entre le stade et la DZ du centre hospitalier, où va s'organiser une deuxième noria de brancardiers entre la DZ et le SAS des Urgences.

Cela sera facilité par l'utilisation des planches des tribunes, véritables brancards, entrant parfaitement dans les Alouette, sur lesquelles les malades vont rester jusqu'à leur arrivée aux urgences et aux blocs opératoires de Bastia, ainsi que de Marseille et de Nice.

Par ailleurs, une noria d'ambulances et de VSAB, 38 au total, va aussi permettre l'évacuation terrestre sur le centre hospitalier et surtout sur les cinq cliniques de Bastia, qui ne possèdent pas de DZ.

À l'hôpital

• Dès réception de l'appel du DSM, devant le nombre important de victimes (3 500 impliquées), l'isolement géographique de la Corse, un mécanisme lésionnel qui va entraîner de nombreux blocs et actes médicaux, l'existence d'un seul service de neurochirurgie en Corse, et seulement 12 lits de réanimation sur la Haute-Corse, le plan d'afflux de victimes est déclenché.

• Une cellule de crise s'organise autour de l'administrateur de garde. Elle va prendre plusieurs dispositions :

– tous les patients hospitalisés pour chirurgie réglée, pour bilan ou en fin d'hospitalisation doivent être renvoyés à leur domicile ; le SAMU contactera toutes les compagnies d'ambulances privées ;

– elle demande l'ouverture des blocs des cliniques de ville ;

– elle s'assure du rappel et du maintien du personnel pour le bloc (85 interventions dont 9 crânes et 17 ventres), les services, le poste de transfusion (69 poches seront transfusées), la radio, les ateliers… mais le réseau téléphonique est très vite saturé (aucune ligne spécifique n'existait en 1992). Heureusement, les personnels médicaux et paramédicaux rejoindront spontanément leur unité, avec toutes les difficultés que cela comportait (voiture banalisée au milieu de l'effervescence générale). Chacun aura, ce jour-là, un membre de sa famille proche ou un ami impliqué ;

– tous les brancards et lits supplémentaires sont disposés jusque dans les halls et couloirs ;

– la mise en alerte des SAMU du continent sera demandée mais sera impossible à obtenir. Le SAMU de Corse-du-Sud, averti par radio, viendra nous rejoindre vers 22 h 15 ;
– elle demande enfin le relevé des identités des blessés sur l'hôpital.
• À 20 h 30, les premiers blessés sortis spontanément vont arriver très vite aux urgences (10 minutes du stade), engorgeant la structure. Certains sont légèrement touchés mais d'autres très gravement : un blessé sera intubé en arrêt respiratoire à la sortie d'une voiture.

L'équipe du bloc, normalement en astreinte mais maintenue sur place et renforcée à cause des risques d'échauffourées, assurera immédiatement les premières interventions.

Les familles viendront très vite sur le centre hospitalier pour avoir des nouvelles de leurs proches, envahissant le hall de l'hôpital, où l'administration leur transmettra le peu d'informations qu'elle détient. Beaucoup vont aider au brancardage et servir de « potence » aux malades.

Les gens sont affolés, tout le problème va être de canaliser ce flux incessant. Un médecin du SAMU va vérifier les malades à leur arrivée dans le SAS, les orientant en fonction des fiches de l'avant. Les urgences relatives iront directement dans les services de médecine, puis les couloirs, les urgences extrêmes vont faire un circuit plus classique en fonction de leur pathologie : urgences, radio, bloc.

Mais, très vite, l'hôpital sera saturé et le médecin responsable du plan blanc va demander l'arrêt de l'envoi des malades non urgents et l'évacuation des malades intubés et ventilés.

À l'aéroport

Le DSM va organiser à ce moment-là, avec les mêmes moyens, une noria sur l'aéroport de Bastia (à 15 km du stade), qui va être transformé, sous la responsabilité d'un médecin accompagné de quatre confrères, en centre d'évacuation direct sur nos deux CHU de rattachement qui sont Nice et Marseille. Vers 23 heures, ce centre sera fonctionnel et recevra les premières victimes :
– 226 blessés seront évacués directement, après avoir été triés sur le stade (il n'y aura aucun bloc urgent à l'arrivée) ;
– 36 malades du centre hospitalier et des cliniques seront évacués en transfert secondaire.

Les premiers partiront par les deux avions des SAMU de Corse et l'avion affrété par le SAMU 42, venu spontanément à notre aide.

Les premiers renforts médicaux arrivent du continent vers 1 heure du matin et médicalisent les gros porteurs, au nombre de sept, arrivés vides de matériel entre 2 heures et 4 heures du matin (Caravelle, A320, A300, C130, C100, Boeing 737), transformés en véritable avions-ambulances, sous la responsabilité du directeur du SAMU d'Avignon, venu en renfort du Tour de Corse, qui avait lieu au même moment.

Le dernier avion décollera à 12 heures le 6 mai.

Fin du plan rouge.

La post-catastrophe

Les équipes n'ont eu depuis le début de la catastrophe aucun réconfort moral ou alimentaire. Des repas ont été envoyés des cuisines mais en nombre insuffisant.

Le personnel a l'impression de fournir un travail sans fin, il est épuisé physiquement et moralement, banalisant le travail habituel.

C'est dans ce contexte que, le 6 mai au soir, arrive le PSM II de Lyon. Il va remplacer le matériel égaré ou détruit et combler la pénurie du centre hospitalier, lui permettant d'assurer une partie de son fonctionnement.

À l'hôpital, il faudra plus d'une semaine pour arriver à épurer ce surplus de travail : 127 blocs, 600 dossiers de radiologie traités, 903 patients vus en consultation externe et 316 hospitalisés en attente de bilans.

Les ambulanciers de l'hôpital seront renforcés par USC 5 de Corte demandé en renfort durant la catastrophe.

La cellule de crise va demander de l'aide : 32 médecins et 122 paramédicaux viendront, de 29 établissements du continent, sur leur congé annuel, certains sans l'accord de leur administration, soulager nos équipes d'une partie de ce surcroît de travail.

Le bilan

Le bilan final va faire état de 15 décédés, 2 349 blessés, dont 85 % de moins de 40 ans, avec une prédominance pour le sexe masculin.

On va recenser :

- 582 rachis (34 opérés), dont 37 % de fractures et tassements ;
- 259 traumatismes crâniofaciaux (9 opérés à J1) ;
- 227 membres inférieurs (71 opérés), dont 37 fémurs ;
- 120 membres supérieurs (45 opérés) ;
- 191 traumatismes thoraciques, dont 72 hémopneumothorax et/ou contusions ;
- 94 abdomens (17 opérés à J1) ;
- 8 séquelles lourdes (2 tétraplégiques, 4 paraplégiques, 1 hémiplégique, 2 états végétatifs, 1 cécité).

Fin du plan blanc.

Les commentaires

Unité réactivable

On parle de « fiche réflexe » pour le matériel, pour les conduites à tenir. Ne doit-on pas parler de « fiche réflexe psychologique » des réactions de comportement et de commandement ?

Ne faut-il pas le jour d'une situation d'exception reproduire tout simplement les structures quotidiennes mais à grande échelle ? Peut-on faire gérer des patients chirurgicaux par des infirmiers ou des médecins habitués à des services de médecine, voire de longs séjours ? Dès le moment où le système « unité réactivable » est dépassé, ne doit-on pas demander au personnel médical et paramédical de faire ce qu'il a l'habitude de pratiquer au quotidien ? Devant cette situation, la solution de l'« unité réactivable », qui n'aurait pas suffit à absorber toutes les victimes, nous paraît illusoire. En effet, il y a eu cette nuit-là 877 hospitalisations sur 2 500 blessés, dont 316 hospitalisations et 85 blocs dans la nuit pour le seul hôpital de Bastia, qui compte 500 lits. L'unité antiréactivable est-elle adaptée lorsqu'il y a un nombre moins important de victimes ?

DSM : directeur du SAMU-Urgences, pourquoi ?

Le plan blanc et le plan rouge sont fortement intriqués dans des départements ne possédant qu'un seul centre hospitalier, d'autant plus que l'événement est proche de celui-ci et que le nombre d'impliqués est grand.

Il faut aux deux médecins responsables de ces plans : une parfaite connaissance de la carte sanitaire et des pathologie traitées dans nos hôpitaux et cliniques, ainsi que dans ceux des départements limitrophes pour orienter le tri en phase primaire, permettant ainsi de retarder le dépassement des structures d'urgences. Ils doivent posséder une autorité non contestée en temps habituel par une pratique quotidienne de l'urgence et de la régulation des transports tant aériens que terrestres. Il leur faut une bonne connaissance du personnel médical et paramédical hospitalier et libéral, ce qui permet de leur déléguer une responsabilité (ici, aéroport, avions…). Leur avis doit être suivi par les médecins, en particulier hospitaliers. Leurs fonctions les l'obligent, de plus, à être disponibles. En effet, en dehors des grandes villes, quel serait le délai moyen d'activation d'un médecin non hospitalier ? Sans parler de compétences, est-il logique de déstabiliser un système qui fonctionne quotidiennement ?

PSM II

Pourquoi le PSM II n'est-il arrivé que le lendemain soir ? Ne faudrait-il pas un système de coordination moins lourd administrativement ?

Entraide

Ne faudrait-il pas prévoir un système d'entraide, avec un statut administratif clair du personnel concerné, identique à celui qui existe pour les catastrophes à l'étranger, à travers le SAMU de France ?

Manifestations à risque

Deux événements sportifs tels que le Tour de Corse, comptant pour le championnat du monde de Rallye, et une demi-finale de Coupe de France de football peuvent-ils coexister au même moment dans un petit département ?

Fonction d'accueil normale

Elle doit être préservée. Les urgences courantes sont, elles aussi, présentes. Un malade sera thrombolysé dans la nuit.

Hospitalisation : fausse sécurité

Des malades ont été retrouvés hypovolémiques dans l'hôpital, alors que d'autres évacués sur le continent étaient hypervolémiques.

Problèmes et appuis psychologiques

De nombreuses victimes étaient connues des soignants et ceux-ci étaient incertains quant au devenir de leur famille présente au stade. Ils ont eu l'impression qu'ils n'arriveraient jamais au bout de leur tâche et qu'ils étaient abandonnés des autorités. Ils ont été confrontés trop longtemps avec les victimes (une semaine) ainsi qu'avec la rumeur sur le nombre de décès.

Leur réconfort viendra de l'attitude globale d'un public coopérant après la phase aiguë, devenant même collaborateur attentif à l'arrivée des renforts médicaux et paramédicaux du continent, et de la mission de soutien du professeur Crocq.

CHAPITRE XIII

GESTION DU STRESS DU PERSONNEL SOIGNANT EN CAS D'AFFLUX MASSIF DE BLESSÉS

L. Crocq

Les grandes catastrophes peuvent déterminer chez les sauveteurs et les soignants des réactions de stress et des chocs émotionnels susceptibles de perturber leur équilibre psychique, d'obérer leur efficacité et de laisser des séquelles psychotraumatiques pénibles et socialement gênantes. Notre société moderne n'est pas à l'abri de ces catastrophes géantes, et, si les grands tremblements de terre sont peu redoutés en France, les incendies des grands immeubles (« tours infernales »), les accidents d'avions gros porteurs, les accidents et les mouvements de foule dans les grands stades (il y eut 3 500 chuteurs et 1 000 blessés à Furiani le 5 mai 1992), et même les attentats terroristes (on peut toujours craindre un attentat chimique dans le métro, à l'image de celui qui fut perpétré à Tokyo le 20 mars 1995) peuvent provoquer des afflux massifs de blessés, dans une ambiance de débordement des moyens de secours, de surcharge de travail des sauveteurs et des soignants, en situation éventuellement dégradée, justifiant réellement le terme d'« atmosphère apocalyptique ».

Cellule d'Urgence médicopsychologique, SAMU de Paris, 149, rue de Sèvres, 75015 Paris.

Les facteurs de stress

Une analyse rationnelle permet de distinguer quatre types de facteurs entrant en jeu dans le stress du soignant.

– *Des facteurs événementiels*, tenant à l'événement qui a provoqué la catastrophe : soudaineté, violence, transformant en un instant un paysage paisible en un spectacle terrifiant ; désorganisation des structures sociales, amenant les victimes à un état commun de rescapé passif ; mise en scène brutale de la souffrance et de l'horreur des blessures ; spectacle des morts, des cadavres mutilés ou défigurés et des agonisants, spectacle difficilement soutenable de la souffrance des enfants et des cadavres d'enfants, appels des rescapés, présence des curieux, pression exercée par les familles, les attendants et les médias ; bref, le tableau à la fois irréel, anxiogène et pressant de l'univers qui s'offre au soignant dès le moment où il est immergé sur le terrain. Dans les grandes catastrophes, l'étendue des destructions, l'aspect chaotique de la désorganisation sociale, la détresse de milliers de rescapés et l'afflux massif des blessés peuvent conférer aux spectacles qui s'offrent aux yeux du soignant un caractère d'enfer ou d'apocalypse qui, à lui seul, peut faire trauma. On pense au docteur Hashiya, se dégageant blessé et titubant des décombres de sa maison le 6 août 1945 à Hiroshima, et voyant émerger d'un nuage de poussière devant lui, une longue file de blessés, se suivant à la queue leu leu le long d'un sentier improvisé dans les ruines, tels des fantômes, et marchant les bras écartés du corps, « comme des canards », pour éviter la friction douloureuse de leurs brûlures.

L'événement catastrophique est exceptionnel, il est grave, il est anxiogène.

– *Des facteurs occupationnels*, tenant à la fonction et au profil de poste : charge de travail exceptionnelle, hors de proportion avec les tâches de routine ; il s'agit de soigner en urgence un grand nombre de blessés graves, de commotionnés, de choqués, de blastés, de brûlés, de gelés, et de « blessés psychiques », sans s'attarder sur chacun, de les identifier et de consigner leur état et le traitement entrepris sur une fiche, de les évaluer, de les trier, en agissant le plus vite possible ; et tout cela dans des conditions et des positions manquant de confort, dans une ambiance bruyante et une atmosphère inadéquate, trop chaude ou trop froide, ou enfumée, parfois auprès de blessés difficilement accessibles et sous la menace d'un écroulement ou d'un éboulement des décombres environnants, dans une concentration mentale intense et continue ; à cela s'ajoute la pression temporelle, imposée par le créneau de survie dans certains cas et par la charge de travail dans d'autres conjonctures, avec parfois la nécessité cruelle d'un tri, qui impose d'abandonner les cas gravissimes pour donner à un plus grand nombre de cas simplement graves la chance de survivre ; et, en tout état de cause, la frustration de ne pas pouvoir s'attarder sur un blessé, de ne pas pouvoir répondre à sa supplication de maintien du contact.

– *Des facteurs organisationnels* viennent s'ajouter aux facteurs occupationnels : il s'agit de la tâche toujours trop lourde, et parfois inadéquate ; il peut s'agir du poids d'une responsabilité inhabituelle, qui a été imposée, la nécessité faisant loi, à un personnel non préparé ni exercé à cela ; il s'agit aussi de contraintes administratives rigides et excessives, qui paraissent dérisoires ou aberrantes dans la conjoncture de l'urgence, mais qui sont nécessitées par l'harmonie de l'organisation des secours et l'anticipation sur l'exploitation ultérieure des données d'urgence ; il s'agit encore de l'insuffisance des moyens, si la catastrophe a pris une ampleur imprévue, des moyens techniques comme des moyens de communication, et des conséquences que cela entraîne pour la coordination des tâches, la coopération entre soignants et l'insertion dans le groupe ; chacun sait que le soignant travaille mieux s'il demeure inséré dans son groupe habituel, s'il a l'assurance également que le geste de son collègue sera complémentaire du sien, que sa progression sera coordonnée avec la sienne, bref, si l'expérience communautaire du groupe n'est pas rompue ; chacun sait en revanche que les groupes manquant d'expérience communautaire, et les individus isolés rattachés de façon impromptue à un groupe nouveau ont un mauvais rendement et risquent de décompenser rapidement ; enfin, il peut exister, la surcharge de travail y incitant, des tensions et des conflits au sein du groupe, surtout si des problèmes de commandement et d'encadrement défectueux viennent interférer avec leurs effets néfastes.

– *Des facteurs personnels* peuvent entrer en jeu. Chacun a sa constitution et son caractère : les uns sont trop émotifs, ou sujets à l'appréhension pessimiste, les autres trop rigides, trop tranchants, trop sûrs d'eux-mêmes et prompts à la faute par entêtement ; l'un est impulsif et l'autre trop lent ; tel est très motivé et s'implique avec passion, mais sera vite déçu ou désabusé, tel autre, entré dans le métier par accident ou par hasard, ne s'y plaît pas et ne s'y donnera jamais ; en outre, la résonance personnelle va jouer, et il reste vrai que la mort d'un enfant peut davantage émouvoir et déstabiliser un père qu'un célibataire ; bref, chacun a son seuil de tolérance, qui peut d'ailleurs très bien dépendre en outre de la conjoncture : tel sujet, frais et dispos aujourd'hui, supportera mieux une charge de travail et d'émotion qu'il ne le tolérerait demain, dans un contexte de fatigue ou de soucis.

La réaction de stress

Le stress est la réaction biologique, physiologique et psychologique d'alarme, de mobilisation et de défense de l'individu face à une agression, une menace ou une situation pénible. Le stress est une réaction utile, adaptative, et il convient de débarrasser ce concept de la connotation péjorative que le langage populaire lui a attribuée. Mais il s'agit d'une réaction d'urgence, qui est coûteuse en énergie et se paie en symptômes gênants. En principe, elle est éphémère, quoique perdurant autant que la situation qui la provoque ou l'entretient, et s'éteint sans séquelles dès que la situation se calme. Mais, si elle est trop intense, trop prolongée ou répétée à de courts intervalles, elle épuise les réserves de l'organisme et se manifeste alors dans ses modalités de « stress dépassé », qui sont la sidération, l'agitation stérile, la fuite panique et l'action automatique.

Voyons rapidement les différentes modalités du stress.

Le stress normal, adaptatif

Nous ne détaillerons pas la cascade de processus biologiques et physiologiques qui sous-tendent la réaction de stress : recueil et transmission de l'information par les voies nerveuses afférentes et les circuits cérébraux jusqu'au mésencéphale, activation des centres diencéphaliques, activation des systèmes catécholaminergique, corticotrope, peptido-opiacé et immunitaire, transmission d'ordres par les voies nerveuses efférentes motrices et neurovégétatives et par la voie « liquidienne » aux glandes endocrines et aux viscères, décharge d'adrénaline, libération de sucre sanguin, accélération du rythme cardiaque, élévation de la tension artérielle, fuite de la masse sanguine de la périphérie vers les organes, tension musculaire, hérissement du poil, bref, mobilisation des capacités motrices de l'organisme biophysiologique, qui est mis en état de défense et de disponibilité à l'action.

Ce qui nous intéresse, sur le plan comportemental, est le répondant psychologique de cette activation biophysiologique Sur le plan psychologique, le stress est focalisateur d'attention, mobilisateur d'énergie psychique et incitateur à l'action. En effet, il suspend (d'emblée, sans le secours de la volonté) toutes les pensées et rêveries en cours pour focaliser l'attention du sujet sur la situation présente. Il ne s'agit pas d'une perception passive, mais d'une prospection sélective utilisant tous les sens (vue, ouïe, odorat, perception tactile, impressions gustatives), dans laquelle le sujet va chercher les signaux informatifs et délaisse le bruit de fond. Il s'agit d'une saisie perceptive déjà organisée, structurée, en vue de la maîtrise cognitive de la situation. Dès ce stade initial du stress, le sujet est en mesure de ne pas subir la situation, mais d'y opérer. Le stress mobilise l'énergie psychique en ce sens qu'il élève le niveau d'éveil, exacerbe la capacité d'évaluation (de jugement), remet en mémoire les schémas de comportement inculqués auparavant, aiguise la faculté d'anticiper et de raisonner, et active la capacité d'élaborer une solution. Dans la plupart des cas, il n'y a pas une seule bonne solution face à toutes les autres mauvaises, mais plusieurs bonnes solutions, plusieurs moyennes et plusieurs mauvaises. Grâce à l'exacerbation de ses capacités mentales, le sujet va être en mesure d'élaborer une bonne solution, circonstanciée et logique. Le stress est incitateur à l'action. Il arrache le sujet à son indécision, à son indolence et à son immobilisme pour l'habiter d'une tension anxieuse qui ne cédera qu'avec l'action. Il ranime la volonté du sujet et le pousse à passer à l'acte, c'est-à-dire à choisir la plus opportune des bonnes solutions élaborées et à la mettre en œuvre.

Mais, en contrepartie, le stress se fait payer d'un tribut de symptômes gênants. Il s'agit d'abord de symptômes psychiques, attenant à la surprise et à la non-préparation, à la frayeur, à la peur pour soi et pour les autres, à la tension anxieuse désagréable qui accompagnera le stress pendant toute sa durée, à la prise de conscience de l'enjeu et de la gravité de la situation, mais aussi à un sentiment d'irréalité qui contrebalance les efforts du sujet pour assurer sa maîtrise cognitive de la situation, et qui fait que le sujet doit lutter pour s'assurer qu'il n'est pas en train de vivre un cauchemar. Le sujet ressent aussi une impression de ralentissement de la pensée, un sentiment d'impuissance face à l'ampleur du désastre et une illusion de solitude et d'absence de soutien venant des autres. Il s'agit ensuite de symptômes neurovégétatifs, bien connus, qui sont le corrélat de la mobilisation biophysiologique, mais qui sont vécus sur un mode désagréable et pénible : pâleur, sueurs, sensation de faiblesse ou impression de défaillir, tachycardie, précordialgie, sensation de striction thoracique, sensation de boule dans la gorge avec déglutition difficile de la salive, impression de poids sur l'estomac, spasmes digestifs, envie impérieuse d'uriner. Il s'agit enfin de symptômes psychomoteurs : tremblement, bégaiement, lenteur et imprécision des gestes, impression d'agir dans de la glu, ou, au contraire, subagitation, avec sursauts et gestes mal contrôlés.

Le stress se déroule dans cette atmosphère de gravité et d'imperfection mentale et motrice, impression relative, car on n'est jamais aussi calme et précis sous stress qu'en routine. Toutefois, certains sujets, de tempérament à sang-froid et perfectionnés par l'exercice, parviennent à canaliser leur stress vers ses effets positifs et à réprimer ou maîtriser ses effets gênants. Le stress est en principe éphémère et s'éteint rapidement dans les dix minutes qui suivent la cessation de la situation agressante. Mais, dans le cas des sauveteurs et des soignants, l'urgence de la tâche à accomplir et l'importance de l'enjeu (il en va de la vie des blessés) entretiennent une stimulation agressante qui prolonge le stress. Ce n'est qu'une fois les opérations de sauvetage, de tri, de soins et d'évacuation terminées que le stress pourra s'éteindre. Il débouche alors sur un état psychique ambigu, qui associe une sensation d'épuisement physique, mental et moral, à une impression de soulagement et d'euphorie.

Les réactions de stress dépassé

Elles sont plus souvent observées chez les victimes non préparées que chez les décideurs, les sauveteurs et les soignants. Toutefois, chez ces derniers, à un degré mineur, elles peuvent se combiner avec le stress normal et en obérer les effets positifs.

Le première de ces réactions dépassées est la *sidération*, qui rend le sujet stupéfait sur le plan intellectuel, hébétés sur le plan affectif et totalement inhibé (cataplexique) sur le plan moteur. On voit ainsi des sujets demeurer debout dans la mitraille ou immobiles dans les flammes, alors qu'ils n'auraient qu'à se jeter à terre pour sauver leur vie. Ce sont les camarades qui les entraînent hors du danger, comme des paquets. Ils se ressaisissent en général au bout de quelques minutes, voire quelques secondes, et se rendent compte que leur comportement était suicidaire. Une brève période d'obnubilation avec sentiment d'irréalité suit ce réveil. Certains décideurs, que l'on admire pour leur calme alors qu'ils restent immobiles les bras croisés à contempler le désastre, sont en réalité dans cet état de sidération paralysante. Chez le soignant, cela peut se traduire par une brève période initiale d'immobilisme et de désarroi lors de l'immersion sur le site.

Le deuxième type de réaction est l'*agitation incoordonnée*, avec excitation psychomotrice incohérente. On voit ainsi des sujets crier, vociférer, gesticuler, courir en tous sens, sans projet d'action élaboré, ayant perdu leur calme et leur contrôle. Chez les décideurs, cela peut se traduire par une hyperactivité brouillonne qui fait illusion quelques instants, mais s'avère rapidement irrationnelle, inadaptée et inexécutable. Chez le sauveteur et le soignant, cela peut se traduire par une fébrilité des gestes, un manque de cohérence de l'activité (le sujet sautillant d'un blessé à l'autre sans achever les actes entrepris) et une absence de coordination avec les autres membres de l'équipe.

La troisième réaction dépassée est la fuite *panique.* Chez la victime, ce peut être la fuite éperdue vers n'importe où, fût-ce droit dans le danger, cette action résultant l'accumulation de tensions anxieuses intolérable chez un sujet trop stressé pour avoir pu élaborer une solution circonstanciée. Cette fuite panique peut être collective, suscitée par l'imitation ou la contagion mentale (car la perception de la terreur sur le visage d'autrui fait naître la même terreur chez celui qui la perçoit), autorisée par la résurgence de l'« âme collective » de la foule, avec régression des consciences à un stade primitif et grégaire, alignement sur les plus bas niveaux, altération de la perception, du jugement et du raisonnement, envahissement de la pensée par une terreur extrême, décharge de cette terreur dans le jaillissement impulsif de l'action, et libération d'une violence autorisée par l'anonymat irresponsable que confère l'appartenance à la masse. C'est la *panique collective,* « fuite ensemble », sauvage, féroce, implacable, renversant et piétinant tout ce qui lui fait obstacle et ne s'achevant qu'au terme d'une demi-heure de course à pied. On n'observe qu'exceptionnellement ces paniques individuelles ou collectives chez les sauveteurs et les soignants (on dit qu'à Nagasaki, des groupes de soignants, en total désarroi, ont fui pendant un temps vers les collines) ; mais on peut voir chez certains soignants fragiles des abandons de poste ayant valeur de fuite panique après irruption d'angoisse au-delà du seuil tolérable, ou des équivalents de fuite dans la perpétuation de dispositions préparatoires ou d'actions inutiles.

Le quatrième comportement est l'*action automatique.* Vue de l'extérieur, elle peut passer inaperçue, car elle revêt l'apparence de gestes et de séquences de gestes coordonnés et adaptés. Mais, en réalité, tous ces gestes sont exécutés automatiquement, en état second, comme chez un somnambule. Le sujet, dépassé par les événements, incapable de percevoir la situation autrement que dans ses aspects superficiels, obnubilé, exécute machinalement des gestes qu'il voit faire à ses voisins ou, au mieux, des gestes qu'il a appris et qui lui reviennent en mémoire motrice, sans qu'il les ait décidés lucidement. Ainsi, un rescapé de l'attentat du métro Saint-Michel à Paris (25 juillet 1995) m'a raconté qu'il ne s'était « réveillé » qu'après avoir poursuivi son trajet de retour comme chaque soir, et changé deux fois de ligne de métro. Un autre s'est retrouvé, cinq minutes après l'explosion, de l'autre côté de la Seine, en se demandant comment il avait fait : il se souvenait avoir enjambé un cadavre et emprunté l'escalier mécanique parmi la foule des fuyards, ayant à ses côtés un homme dont les vêtements continuaient de brûler ; apparemment, il avait exécuté, comme les autres, la séquence de gestes nécessaires à assurer son évacuation des lieux et sa sécurité ; mais, se réveillant alors de « cette espèce de rêve », il s'est souvenu qu'il était secouriste et qu'il eût dû agir autrement s'il avait gardé sa lucidité ; il revint alors se mettre à la disposition des sauveteurs.

Chez le sauveteur et le soignant, cette altération de la lucidité protège ; elle empêche la conscience d'être envahie par l'horreur insoutenable du spectacle ambiant ; et elle permet d'effectuer dans un calme relatif les séquences de gestes professionnels exigés par la situation. Beaucoup de soignants disent d'ailleurs s'abstraire spontanément de la réalité crue et émotionnante pour se concentrer sur leur tâche technique. Mais cette disposition n'a pas que des avantages, car elle donne au blessé l'impression que le soignant ne lui accorde pas l'empathie et la commisération dont il a le plus besoin dans son état de détresse ; d'ailleurs, les soins dispensés dans la froideur et le mystère, sans annonce, explication ni commentaire, risquent d'accroître le stress du blessé ; en outre, le rescapé, qui revient des enfers et aperçoit dans le soignant la première personne qui témoigne du monde des vivants, a besoin de parler à cette personne, pour exprimer ce qui lui est arrivé, ce qu'il a éprouvé, dans un langage où la parole devance la pensée, et où parler, c'est en même temps informer autrui et découvrir ce qui s'est passé en soi ; or, si le blessé voit que le soignant n'est pas disponible pour cette écoute, il va réprimer cette émergence de parole, germe d'une future réappropriation de son aventure, et demeurer prisonnier de son traumatisme. Enfin, si le soignant se concentre sur ses seuls gestes techniques, sans regarder ce qui se passe autour de lui, peut-être ne va-t-il pas organiser son travail au mieux et, de toute façon, il ne sera pas en état de maintenir sa coordination avec le reste de l'équipe.

Les réactions postimmédiates : décharges différées, queues de stress et syndrome psychotraumatique

La décharge différée

Chez le rescapé, et plus encore chez le sauveteur et le soignant, il arrive que le maintien volontaire et lucide d'un comportement adapté ne se poursuive qu'à condition que l'on repousse ou enfouisse toutes les visions d'horreur, et que l'on réprime, étouffe ou diffère toutes les impulsions inadaptées qui se bousculent au portillon de la spontanéité. Mais ce moratoire ne peut se perpétuer que pendant la durée de l'action. Une fois que l'action est finie, que l'on reçoit l'ordre de cesser le travail et que l'on doit plier bagage, alors, tout ce qui a été mis sous le coude réapparaît, tout ce qui a été réprimé resurgit, et toute la tension anxieuse accumulée se libère. On assiste alors à des décharges émotives, tel sujet s'écroulant effondré et en larmes sur un tas de gravats, tel autre se livrant à un accès de colère pour un prétexte futile, gesticulant et invectivant ses collègues, tel autre étant pris d'un accès de tremblement ou de bégaiement, tel autre de frissons et de pâleur, tel autre s'évanouissant, tel autre étant pris de nausées et de vomissements, voire d'une envie impérieuse d'uriner ou d'aller à la selle (diarrhées impératives) ; certains mêmes sont incapables de contrôler leurs sphincters et perdent leurs urines. C'est la décharge différée, qui revêt souvent l'aspect d'un « orage neurovégétatif ».

La queue de stress

Il arrive que le stress mette du temps à s'éteindre. Le sujet reste encore quelques heures en état d'anxiété et de malaise. Il a du mal à revenir à la réalité, les images qu'il vient de voir et de vivre s'accrochent à sa conscience. Il se sent encore oppressé et triste. Il ressent encore dans son corps des restes de symptômes neurovégétatifs gênants : déglutition de salive, sensation de gorge serrée, difficulté à respirer, frissons, sursauts au bruit, spasmes digestifs, pollakiurie. Dans ses relations avec les autres, il a du mal à être présent ; il demeure perplexe et préoccupé ; parfois, il est irritable. Mais, en quelques heures, voire en un jour, rarement plus, tous ces symptômes s'estompent progressivement et le sujet retrouve son état normal. Cette suite traînante de stress est dénommée « queue de stress ».

Apparition d'un syndrome psychotraumatique

Le début d'un syndrome psychotraumatique est foncièrement différent de la queue de stress. En général, il n'y a pas continuité entre les symptômes de stress et l'apparition des symptômes psychotraumatiques. Au contraire, entre les deux s'écoule une période calme, que les anciens appelaient le temps de « méditation », de « contemplation », ou de « rumination », et qui est dénommée aujourd'hui « temps de latence ». Cette période passe pour être asymptomatique, le sujet étant tout au soulagement et à la joie de la sécurité et du calme retrouvés (« quitte pour la peur »). En fait, cette période n'est pas totalement silencieuse sur le plan clinique, et un observateur expérimenté saura discerner, dans la joie apparente des retrouvailles familiales ou sociales, une exubérance factice, de mauvais aloi, et des explosions de gaieté « nerveuse », incontrôlée ; ou, à l'inverse, on verra le sujet préoccupé, perplexe, et fuyant les contacts sociaux.

Ce temps est de durée variable ; il dépend de la vitesse de chacun à tenter de mettre en place de nouvelles défenses psychiques là où les défenses du stress ont échoué ; il dépend aussi de la conjoncture : pour le blessé, il se prolonge autant que la parenthèse du cocon protecteur des soins hospitaliers ; pour le soldat, il dure autant que l'urgence de continuer à sauvegarder sa vie au combat et de poursuivre son service au front, et c'est à l'arrière que la décompensation va éclore ; pour le rescapé et pour le sauveteur, les retrouvailles familiales et la reprise des occupations peuvent, ici aussi, faire moratoire un certain temps. Mais, assez souvent, c'est au bout de quelques jours, voire de quelques semaines, que les premiers symptômes psychotraumatiques apparaissent : reviviscences visuelles hallucinatoires des scènes pénibles vécues sur le terrain, difficultés d'endormissement, cauchemars à répétition, incapacité de filtrer l'environnement (d'où état d'alerte et sursauts au bruit), démotivation et perte de l'intérêt pour le monde extérieur, impression de n'être ni compris, ni soutenu, irritabilité et propension au retrait solitaire et amer. Ce sont là les symptômes d'un tableau clinique de syndrome psychotraumatique, que les anciens dénommaient « névrose traumatique », s'il s'organisait en névrose, et que le système nosographique américain DSM et la dixième révision de la classification internationale des maladies (CIM-10) dénomment à tort « état de stress posttraumatique », alors qu'il ne s'agit alors plus de stress (le stress étant, par définition, immédiat et éphémère) mais d'une pathologie psychotraumatique postérieure à un stress initial.

Stress et trauma

Cela nous conduit à nous interroger sur les termes de stress et de traumatisme. Ils procèdent de registres différents : le stress appartient au registre psychophysiologique, le traumatisme appartient au seul registre de la psychologie profonde : c'est une expérience d'effraction et de débordement des défenses psychologiques qui auraient permis d'admettre la réalité et de lui donner un sens. Le traumatisme est la saisie par surprise de notre faculté à donner un sens aux événements ; il est, par essence, l'« irreprésentable » et l'« indicible ». Ce qui fait qu'on peut très bien avoir présenté dans l'immédiat un stress adapté, mais avoir été en profondeur débordé par l'événement, et développer ensuite une névrose traumatique à l'issue du classique temps de latence. Inversement, on peut très bien avoir présenté immédiatement une réaction de stress dépassé, mais sans vivre l'événement sur un mode traumatique ; et, quel que soit l'aspect spectaculaire de ce stress dépassé, et de sa queue éventuelle, ne pas développer de syndrome psychotraumatique par la suite. Dans la pratique, toutefois, on voit plus souvent les syndromes psychotraumatiques se développer à la suite d'un stress dépassé. Ces syndromes peuvent s'avérer transitoires et s'estomper au bout de quelques semaines ou quelques mois. Mais, le plus souvent, ils se perpétuent sur un mode chronique, à des degrés divers, depuis les cas très modérés et paucisymptomatiques, passant presque inaperçus, jusqu'aux cas sévères, à la sémiologie riche, perturbant la vie familiale et invalidant la vie sociale et professionnelle du sujet.

Intervention médicopsychologique sur le terrain

Lors d'une catastrophe, les victimes, atteintes ou non de blessures physiques, présentent des symptômes psychiques éprouvants de poststress ou de trauma. Il convient donc de traiter cette souffrance psychique au même titre que la souffrance physique. En outre, l'expérience a montré que les victimes qui ont bénéficié d'un secours médicopsychologique précoce sont relativement protégées contre les séquelles psychotraumatiques : celles-ci seront moins nombreuses et d'un degré mineur. C'est pour ces raisons que, au lendemain de l'attentat terroriste du métro Saint-Michel à Paris, le 25 juillet 1995, le président de la République nous a chargés de mettre en place des « cellules d'urgence médicopsychologiques », appelées à œuvrer sur le terrain avec les SAMU. Dès le lendemain, une cellule était constituée pour Paris et la région parisienne ; elle entrait en action dix jours plus tard à l'occasion de l'attentat de l'avenue de Friedland et, au bout d'un an d'activité expérimentale, elle affinait son mode de fonctionnement et donnait lieu à un projet d'extension à l'ensemble des départements français, projet que le ministère de la Santé a partiellement avalisé dans un arrêté et une circulaire du 28 mai 1997.

Les cellules d'urgence médicopsychologiques fonctionnant sur un système d'astreinte doivent être capables de dépêcher quasi immédiatement sur le terrain, sur appel du SAMU ou sur autre appel (cas des prises d'otages sans blessés, par exemple), une équipe constituée d'un psychiatre, d'un psychologue et d'un infirmier spécialisés en psychiatrie de catastrophe et en psychotraumatologie (ou plusieurs équipes, si la situation l'exige). Là, ils installent un poste de secours médicopsychologique à proximité du poste médical avancé (PMA) et examinent, soignent et trient tous les « blessés psychiques » que leur adresse le PMA, ou qui viennent spontanément. Ils peuvent aussi examiner un blessé stressé sur brancard au PMA, ou un sujet stressé prisonnier des décombres. À l'issue du tri, certains blessés psychiques sont renvoyés chez eux, d'autres sont évacués vers les hôpitaux de l'arrière, porteurs d'une fiche d'évacuation assurant la transmission des données cliniques et thérapeutiques. C'est au psychiatre hospitalier de prendre le relais et d'assurer le « débriefing psychologique », individuellement ou en groupe, des rescapés. Toutefois, à la demande, une équipe médicopsychologique de la cellule peut assurer ce débriefing, qui relève d'une expérience et d'un savoir particuliers.

Les missions de la cellule médicopsychologique impliquent qu'elle doit secourir, si besoin est, les sauveteurs et les soignants. Il peut arriver en effet qu'un sauveteur ou un soignant soit sujet à une décompensation psychique due à la surcharge de travail en situation dégradée, ou à un choc ou un épuisement émotionnel. Il peut recevoir des soins et s'exprimer devant des spécialistes au poste de secours psychologique, y trouver soulagement et, après un bref repos, reprendre son travail ou être « mis au vert ».

Intervention en postimmédiat

Mais, plus souvent, c'est au décours de l'action que les sauveteurs et les soignants ont besoin d'un soutien psychologique ou, tout au moins, ont besoin de faire leur « bilan psychologique d'événement » (traduction française du terme anglais *debriefing*), avec l'aide de spécialistes de la question. Une telle disposition va être de plus en plus organisée, car sauveteurs et soignants en ressentent le besoin et sont conscients que le maintien de l'efficience de leurs équipes en dépend. Ce n'est pas parce qu'on ne le faisait pas jusqu'à maintenant qu'il faille s'en priver aujourd'hui. Nous avons évoqué plus haut ce qui perturbe le soignant, à un degré plus ou moins gênant, dans la phase postimmédiate : décharge différée, queue de stress, émergence d'un syndrome psychotraumatique. Si l'on peut soulager cette gêne et désamorcer une névrose traumatique en germe, il faut le faire.

Comment procéder pour ces débriefings ? C'est le lendemain, ou le deuxième jour après la catastrophe, qu'il convient de l'entreprendre. Mais il peut encore être assuré dans toute la semaine qui suit. Il s'adressera à l'ensemble de l'équipe soignante, qui a œuvré et peiné ensemble et dont le bilan psychologique doit se faire en groupe. Je propose souvent de faire ce débriefing psychologique dans la foulée du débriefing « technique » que l'équipe effectue en bilan critique de son action ; comme cela, il n'y a pas à déranger les sujets plusieurs fois. Qui doit assurer ce bilan ? Un ou deux membres de la cellule, selon l'effectif du groupe à débriefer, mais pas des membres ayant été impliqués dans les secours médicopsychologiques sur le terrain. La séance, qui va durer une ou deux heures (ou plus, si l'effectif est important, car chacun doit avoir le temps de s'exprimer) doit se dérouler dans un local calme, tous téléphones débranchés. Il n'est pas recommandé de le faire sur les lieux de la catastrophe. Les sujets sont assis autour d'une grande table et, après avoir été brièvement informés des objectifs du bilan psychologique, invités à s'exprimer tour à tour (mais avec des possibilités de réintervention spontanée et de dialogue) sur ce qu'ils ont ressenti, plus que sur ce qu'ils ont vu ou ce qu'ils ont fait, récits qui ont fait l'objet du débriefing technique.

Le modèle américain de *debriefing*, instauré par J. Mitchell, suit une démarche différente : dire d'abord où on était, puis ce qu'on a vu, puis ce qu'on a fait, puis ce qu'on a pensé, et enfin seulement ce qu'on a ressenti, et on remonte alors dans un processus inverse d'explication des symptômes ressentis, des « cognitions » pensées, des actions effectuées, des spectacles vus et de la place de chacun dans l'équipe, ainsi armé de la connaissance. L'inconvénient, c'est que cette procédure ne coïncide pas avec le besoin des sujets, qui ont envie de s'exprimer tout de suite sur ce qu'ils ont ressenti (et d'ailleurs, ils court-circuitent souvent le plan de Mitchell) ; de même, si l'on incite les sujets à tenir un « récit », ils seront ensuite dissuadés de tenir le langage authentique et libérateur, évoqué plus haut, dans lequel la parole précède la pensée et fait ouvrir les yeux du sujet sur ce qui s'est réellement passé en lui. Parler ainsi spontanément, c'est faire sortir hors de soi les tourbillons affectifs désagréables, c'est les identifier, les réduire en mots et, partant, déjà les maîtriser. Cette expression libre et spontanée, « maïeutique », libératrice, est selon nous la clé du débriefing « à la française », que nous pratiquons dans le désordre (par opposition au plan Mitchell) et qui semble porter ses fruits. L'essentiel est de liquider l'arriéré affectif du stress, et je ne pense pas qu'on en soit quitte avec le traumatisme pour avoir seulement aventuré une tardive et brève incursion dans ce mystérieux marais affectif et avoir cru l'exorciser dans un langage policé et des explications plaquées.

Cela étant, les sauveteurs et les soignants ne sont pas dans l'état de détresse des rescapés ; ils sont préparés, informés, formés, endurcis, et ils ont eu quelque chose à faire sur le terrain, opportune dérivation à l'angoisse. Par ailleurs, le débriefing comporte d'autres objectifs que l'expression et la maîtrise des désordres émotionnels. Il aide à se resituer dans un temps, un espace et des repères normaux, autres que ceux de la catastrophe. Il incite à se retrouver comme une personne, avec des relations interhumaines normales. Il permet à chacun, en entendant les autres faire part de sentiments identiques aux siens, de se juger normal, même s'il a pleuré ou vomi. Il permet de dire le non-dit au niveau du groupe, d'éclaircir les malentendus, d'apaiser les tensions et les conflits. Il aide à atténuer, sinon effacer, les sentiments d'impuissance, d'échec et de culpabilité nécessairement ressentis à l'issue de tout sauvetage, car dans ces situations de catastrophes, on n'a jamais réussi à faire tout ce qu'il y avait à faire. Il réduit la sensation de déréalisation, car chacun, comme Fabrice del Dongo à la bataille de Waterloo, n'a vécu l'événement qu'à son échelle microscopique et dans le seul rayon de son geste et de son regard et, grâce à l'apport des autres, comme dans un puzzle, il restitue l'ensemble et s'y situe mieux.

Au cours du débriefing, les membres de la cellule ont pu commenter dans une information générale les sentiments et les symptômes ressentis et, désormais, ces symptômes que l'on a ressentis et ceux qui surgiront plus tard auront perdu leur puissance inquiétante, qui venait de leur mystère. De même, les « débriefeurs » auront mis en garde les sujets en ce qui concerne les relations interhumaines qui suivront : résister à la tentation de s'isoler, réfréner les irritations et les colères, ne pas se laisser fasciner par le souvenir frais de l'événement, mais se laisser séduire par la vie familiale ou les relations sociales, éviter les pièges des journalistes, qui cherchent à profiter de l'émotion récente des sauveteurs pour leur extorquer des paroles qui seront regrettées ensuite.

Le débriefing s'achèvera par une invitation au groupe et à chacun à mettre un point final à l'événement. Enfin, les débriefeurs auront repéré tel ou tel qui n'a pas pu liquider en si peu de temps une charge anxieuse trop lourde, et ils se tiendront discrètement à sa disposition pour un complément de bilan individuel, ou même un soutien psychologique transitoire. Mais, au-delà d'un certain délai (un mois environ), si un syndrome psychotraumatique s'est chronicisé, le débriefeur doit passer le relais à un autre thérapeute, spécialisé lui aussi en psychotraumatologie, mais extérieur à la cellule, laquelle a trop de liens d'intimité avec le SAMU.

Questions de prévention

Avec l'action sur le terrain et le débriefing en postimmédiat, on « recolle les pots cassés ». Mais le mieux est de prévenir les décompensations. Peu d'actions sont effectuées dans le domaine de la prévention des troubles psychiques du soignant, car ce n'est pas passé dans les mœurs, et c'est regrettable.

Faut-il d'abord instaurer une sélection psychologique des soignants appelés à œuvrer dans ces conditions exceptionnelles que représentent l'urgence des catastrophes ? Sélection négative, pour détecter et évincer les sujets fragiles, et sélection positive, voire « différentielle », pour repérer, choisir et orienter les plus solides. La longue expérience de la sélection militaire en ce domaine incite à rester modeste. Rappelons que, malgré l'éviction d'un million de sujets pour raisons psychiques entre 1941 et 1945, l'armée américaine a comptabilisé un million d'hospitalisations en psychiatrie pendant la Seconde Guerre mondiale, soit plus que le nombre des blessés. En outre, tel sujet jeune, qui peut paraître immature et inspiré par une motivation autant naïve que généreuse, peut, la formation et l'expérience aidant, devenir le meilleur des soignants de catastrophe. En pratique, les sujets inaptes s'éliminent d'eux-mêmes en cours de formation ou en début de carrière.

En revanche, lors de la formation, on peut informer les élèves sur l'existence du stress, sur ses symptômes et sur ses dépassements. Ils sauront le reconnaître plus tard sur leurs blessés et l'identifier sur eux-mêmes au moment critique. Or un symptôme que l'on connaît, auquel on est préparé, est beaucoup moins inquiétant et moins désorganisant. Leur apprendre à « voir » réellement le rescapé, à l'écouter, à s'adresser à lui, pour mieux assurer leur service. Une sensibilisation minimale sur la gestion du stress auprès de tous les futurs soignants, médecins et infirmiers, nous paraît souhaitable. Cela peut être dispensé dans des conférences courtes, des brochures et de courts films d'enseignement clinique. Une information similaire doit aussi porter, en complément, sur les symptômes de la phase postimmédiate, et sur les syndromes psychotraumatiques. Enfin, une information et une formation au travail communautaire, en équipe, si elles ne sont pas déjà assurées, devront être introduites dans les programmes et, en tout état de cause, une information sur les cellules médico-psychologiques d'urgence et sur la coopération à assurer avec elles.

Au départ, sur le terrain, quand les circonstances le permettent, des incidences psychologiques doivent faire partie du « briefing ». Je sais que l'on part souvent en coup de vent, mais j'ai l'expérience de missions plus longuement préparées, avec des faux départs, du temps perdu dans les aéroports et durant le transport aérien. Un briefing psychologique étoffant le briefing technique est toujours utile.

Pendant la mission, dans certains cas, un soutien psychologique peut être nécessaire. Ce soutien a manqué auprès des équipes de sauveteurs et de soignants dépêchés en Arménie en 1988 lors du tremblement de terre d'Erevan. Or, précisément, ces personnels se trouvaient loin de leur base, dans un pays dont ils ne connaissaient pas la langue, et accueillis à la fois par une population de rescapés très demandeuse, pressante, et par des autorités militaires soviétiques peu coopérantes, sinon revêches ou hostiles. Et, en outre, dans des conditions de confort moins que rudimentaires, ils ont dû assumer pour la plupart une surcharge de travail exceptionnellement lourde et prolongée. Plus récemment, en 1995, l'armée française a dépêché des psychiatres pour le soutien psychologique des soldats affectés au ramassage et à l'ensevelissement des milliers de cadavres des massacres du Rwanda. Être soldat à 20 ans et se retrouver, sans préparation, comme fossoyeur à cette échelle, est une épreuve qui peut, quelle que soit la défense adoptée par les individus et les groupes, laisser des séquelles psychotraumatiques profondes

Comme pour le soutien médicopsychologique des victimes, le soutien psychologique des sauveteurs et des soignants, en France, n'en est qu'à ses balbutiements, un peu en retard sur nos confrères anglo-saxons, qui en sont déjà à se pencher sur le débriefing des débriefeurs. Mais, sans s'aventurer dans de tels excès, sachons développer ce que nous avons seulement entrepris, pour répondre aux besoins croissants, et l'adapter tant à la réalité de la clinique qu'aux particularités de notre culture et de nos traditions.

5. Les accidents de travail du personnel des services d'Urgences

Coordonnateur :

S. Feuerstein

CHAPITRE XIV

LES ACCIDENTS D'EXPOSITION AU SANG ET AUX PRODUITS BIOLOGIQUES

S. Feuerstein

Depuis quelques années, les affections secondaires aux accidents d'exposition au sang et autres liquides biologiques (AES) sont un risque majeur pour les professionnels de santé. Le risque de contracter une hépatite B ayant quasiment disparu en raison de l'obligation légale de vaccination chez les personnes employées dans les établissements de santé, l'hépatite C (HVC) et l'infection par le virus de l'immunodéficience humaine (VIH) sont les principales pathologies concernées.

Deux notes d'information du ministère de la Santé [1, 2] indiquent très clairement la marche à suivre dans le cadre de la prévention des AES et la gestion du personnel accidenté.

En matière d'AES, le personnel des urgences est fortement concerné, en raison :
– de la rapidité d'exécution de certains gestes « à risque » rendus obligatoires par les situations d'urgences ;
– de la méconnaissance du statut sérologique des patients, présentant fréquemment des hémorragies importantes ;

Service des Urgences, Centre hospitalier d'Annonay, BP 119, 07103 Annonay Cedex.

– du rôle du service des Urgences dans le dispositif défini par la note de 1996 [2], plus particulièrement dans la démarche des AES et la mise en œuvre rapide des traitements prophylactiques lors des contaminations par VIH.

À l'heure actuelle, il n'existe pas encore d'étude permettant de montrer l'impact des mesures de prévention mises en œuvre dans les établissements français. En revanche, quand on sait que le risque est de 1 AES par infirmière tous les 3 à 4 ans, il est aisément compréhensible que le rappel régulier des précautions universelles n'est pas une perte de temps [3].

Définition

On appelle accident d'exposition au sang (AES) tout contact avec du sang, ou du liquide biologique contaminé par du sang, et comportant une effraction cutanée (piqûre, coupure), une projection sur une muqueuse (œil en particulier), ou une peau lésée (plaie, excoriation, eczéma).

La survenue d'un accident d'exposition au sang doit faire définir : la victime (le soignant accidenté), le patient source, le mécanisme de l'accident et le matériel en cause.

Épidémiologie

L'hépatite B

La vaccination rendue obligatoire dès 1991 a permis de constater une diminution constante de l'incidence de la maladie dans le milieu des professionnels de la santé. La couverture vaccinale de ces mêmes professionnels est aujourd'hui de 91 à 96 % dans les établissements publics et de 80 % dans les établissements privés [3].

L'hépatite C

Il existe peu de données en ce qui concerne le nombre de professionnels français contaminés par le VHC. Toutefois, on estime à 600 000 le nombre de personnes infectées en France, dont 30 % par transfusion. La prévalence estimée du risque professionnel est environ de 0,28 % [8].

Le VIH

En 1995, 37 cas d'infection présumée professionnelle au VIH étaient à déplorer chez les professionnels de santé en France. Dix d'entre eux étaient des séroconversions prouvées et concernaient tous des infirmières qui avaient été contaminées lors de prélèvements veineux. Dans tous les cas, seul le sang était à l'origine des infections [3].

Les autres agents pathogènes

Outre la tuberculose qui est encore à l'origine de 19 % des maladies professionnelles, des pathologies telles que les fièvres hémorragiques virales, la toxoplasmose, le paludisme, l'infection à CMV peuvent être contractées. Cette liste n'est pas exhaustive [10].

Les mesures de prévention

Les mesures simples de prévention face à ces risques majeurs encourus par les professionnels de la santé reposent sur trois principes [4-7] :
- tous les patients peuvent être porteurs d'une pathologie de type VIH ou hépatites ;
- par conséquent, tout sang ou liquide biologique venant de ces patients est à considérer comme potentiellement infectant ;
- ces mesures s'appliquent à l'ensemble du personnel hospitalier, quels que soient son grade ou sa fonction.

L'ensemble de ces règles élémentaires constitue les « précautions universelles » à appliquer dans le cadre de la prévention des AES.

Les « précautions universelles » dans les services de soins

Elles sont les suivantes :
- porter des gants pour tout contact avec un liquide biologique potentiellement contaminant, une lésion cutanée, des muqueuses, du matériel souillé ;
- porter systématiquement des gants si l'on est soi-même porteur de lésions cutanées ;
- protéger toute plaie ;
- se laver les mains, immédiatement, en cas de contact avec des liquides potentiellement contaminants et, systématiquement, après tout soin ;

– porter un masque, des lunettes, une surblouse lorsqu'il y a un risque de projection (aspirations trachéobronchiques, soins de trachéotomies, aspirations digestives lors d'hémorragies, endoscopies, cathétérismes, chirurgie, ponction artérielle, ponction de fistule artérioveineuse, intubation trachéale, accouchement…) ;
– faire attention lors de manipulation d'instruments pointus ou tranchants potentiellement contaminés ;
– ne jamais plier ou replacer les aiguilles dans leur gaine d'origine ; ne pas dégager les aiguilles des seringues ou des systèmes de prélèvement sous vide à la main ;
– jeter immédiatement les aiguilles et autres instruments piquants ou coupants dans un conteneur spécial imperforable ; placer les matériels à éliminer dans des emballages étanches marqués d'un signe distinctif ;
– décontaminer immédiatement les instruments utilisés et les surfaces souillées par du sang ou un autre liquide biologique avec un désinfectant efficace ;
– transporter tous les prélèvements de sang ou de liquide biologique dans des sacs plastiques jetables et/ou récipients, lavables et désinfectables, ou à usage unique, hermétiquement clos ; les feuilles d'examens seront séparées des prélèvements.

La diffusion de ces mesures de prévention doit être effective auprès de tous les professionnels concernés. Des mesures adaptées existent également pour les laboratoires.

Les diverses expériences menées dans ce cadre indiquent que seuls les programmes d'information construits sur le modèle de la « formation-action avec mesure d'impact » ont une réelle efficience.

La reconnaissance des gestes à risque par les professionnels et la mise à disposition des matériels de sécurité nécessaires font partie intégrante de toute démarche visant à diminuer les AES.

Les gestes à risque

Le GERES (groupe d'étude et de recherche sur l'exposition au sang) a proposé en 1995 un classement des gestes les plus à risques [3] (Tabl. I).

Tableau I
Classement des gestes à risque d'AES

Gestes présentant un risque moindre	Prélèvement capillaire
↓	Prélèvement sur cathéter
	Injection
	Prélèvement artériel
	Prélèvement intraveineux
	Pose et dépose de perfusion
	Hémoculture
Gestes avec un niveau de risque élevé	Prélèvement et perfusion sur chambre implantable

Par ailleurs cette même étude [3] a montré que la probabilité qu'un soignant soit victime d'un AES varie en fonction de plusieurs facteurs :
– l'ancienneté dans la profession : plus le soignant a de l'expérience, moins le risque d'AES est élevé ;

– le degré de concentration [9] ;
– l'ambiance de travail : plus les conditions de travail sont difficiles (bruit, stress...), plus le risque est important ;
– l'organisation de l'espace de travail (exemple : agencement des chariots à pansements et localisation des conteneurs d'évacuation des aiguilles) ;
– l'équipement en matériel de sécurité.

Le matériel de sécurité

L'arrivée sur le marché de nombreux dispositifs et l'absence de toute homologation ou normalisation officielles rend le choix du matériel de sécurité pour la prévention des AES très difficile. Des expériences hospitalières ont montré que la mise en place de comités décisionnels impliquant des membres du CLIN (comité de lutte contre les infections nosocomiales), du CHSCT (comité d'hygiène de sécurité et des conditions de travail), les pharmaciens, le médecin du travail et les services économiques constitue une démarche efficace, car ils ont pour effets :
– d'harmoniser les dispositifs disponibles dans l'établissement en évitant les achats « sauvages » ;
– de mettre en place une démarche de sélection et de validation des produits ;
– d'élaborer une planification des acquisitions, ce qui, avec l'évaluation des coûts induits, peut permettre une meilleure utilisation des moyens financiers ;
– de mettre en œuvre une campagne d'évaluation visant à mesurer la pénétration et l'impact à terme de ces dispositifs sur les AES.

Outre les dispositifs déjà cités dans les précautions universelles, c'est-à-dire les lunettes (qui évitent les projections), les gants (éventuellement port de double gants si haut risque), les conteneurs (de taille adaptée), il est conseillé d'utiliser des cathéters courts protégés, des seringues artérielles de sécurité, des corps de pompe de sécurité et des unités à ailettes protégées.

Bien que les AES soient en diminution (étude AP-AHP) et que la diffusion de ces précautions universelles tende à être effective dans la majorité des établissements, des soignants sont encore malheureusement victimes de ce type d'accident [9].

Conduite à tenir chez un soignant victime d'un AES

Les notes d'informations du 25 septembre 1995 [1] et celle du 28 octobre 1996 [2] définissent précisément la procédure à suivre en cas d'AES. Établie pour les professionnels « à risque », ces procédures peuvent toutefois être appliquées à toute personne se trouvant en contact avec du sang ou tout autre liquide biologique (lors d'un accident de la voie publique, par exemple).

Les premiers soins d'urgence

Ils se déroulent généralement sur le lieu de l'accident et en présence d'un médecin du service si cela est possible.

En cas de blessure ou de piqûre ou de contact avec une peau lésée, un nettoyage immédiat de la plaie doit être réalisé, puis un rinçage et une antisepsie. Il est fortement déconseillé de faire saigner la plaie après l'accident, des attritions tissulaires ayant été constatées après des compressions prolongées.

Le nettoyage de la plaie sera réalisé avec de l'eau et du savon et suivi d'une phase de rinçage. L'antisepsie sera effectuée par un dérivé chloré (soluté de Dakin ou éventuellement eau de Javel à 12° chlorométrique, diluée à 1/10), ou à défaut, de l'alcool à 70°. Quel que soit le produit, la durée de contact sera au minimum de 10 minutes. Si le soignant n'est pas allergique à l'iode, et si les produits sont disponibles, sera privilégié, tant dans la phase de lavage que dans celle de l'antisepsie, l'usage de produits à base de polyvidone iodée (Bétadine®) : la forme moussante pour le lavage, et la solution dermique avec un contact au moins de 10 minutes pour la phase d'antisepsie.

Lors de projection sur les muqueuses ou sur les conjonctives, un rinçage abondant au sérum physiologique ou, à défaut, avec de l'eau sera effectué au moins pendant 5 minutes. Toute adjonction de produit antiseptique devra se faire uniquement sur prescription médicale.

L'agent accidenté se rendra, une fois ces soins locaux effectués, dans le service des Urgences ou tout autre service de l'établissement pouvant le prendre en charge.

La déclaration de l'AES

Le fait de déclarer un AES n'est pas uniquement, et de loin, une démarche purement administrative.

Les procédures déclaratives définies par le législateur ont un triple objectif :

- informer le soignant des risques encourus et prévenir toute contamination (évaluation du risque infectieux, mise en place d'une prophylaxie...) ;
- assurer un suivi sérologique et clinique du soignant durant les périodes qui suivent l'AES et durant lesquelles une séroconversion est possible ;
- garantir au soignant le caractère de « maladie professionnelle », si à la suite de l'AES il positive son statut sérologique.

Ensuite, différentes phases importantes rythment la prise en charge du soignant accidenté.

L'accueil au service des Urgences

L'équipe soignante qui prendra en charge le soignant accidenté se doit de bien connaître la procédure définie dans l'établissement, la qualité du message qu'elle fera passer au soignant accidenté en dépendra.

Par ailleurs, outre ce rôle d'information, elle devra gérer l'inquiétude du soignant face au risque encouru, voire, selon les cas, un certain déni de ce risque ou, au contraire, une surévaluation.

Les informations qui seront collectées à ce moment-là concerneront essentiellement l'état clinique du soignant lors de l'AES, ses antécédents, les circonstances de l'accident et le risque infectieux encouru.

L'évaluation du risque infectieux

Elle sera effectuée par « les praticiens les mieux placés pour fournir un conseil médical spécialisé sur l'évaluation des risques infectieux » [2], c'est-à-dire :
- le médecin désigné comme référent en matière d'AES dans l'établissement ;
- l'équipe médicale qui a en charge le patient source si celui-ci est identifié ;
- le médecin des Urgences ;
- le médecin du travail.

Cette évaluation sera réalisée à partir de deux éléments, la sévérité de l'exposition et le statut sérologique du patient source.

L'estimation de la sévérité de l'exposition

Elle dépend de trois critères :
- la profondeur de la blessure : plus la blessure est profonde, plus le risque de contamination est élevé ;
- le type de matériel incriminé dans l'accident : plus une aiguille est de diamètre interne important, plus elle pourra contenir de sang et par conséquent être contaminante ;
- la nature du liquide biologique : seul le sang est à l'origine des cas prouvés de contamination.

Les informations concernant le patient source

Ce sont les praticiens responsables du patient source, si ce dernier est identifié, qui pourront le mieux informer rapidement le médecin des Urgences qui prendra en charge le soignant accidenté. Ces informations portent sur le statut sérologique du patient source ; existence ou non de sérologie récente, son état clinique (évolution dans la maladie...), sa charge virale s'il est séropositif et sur ses traitements antérieurs (transfusions...).

En l'absence de ces informations, **et en accord avec le patient source**, des sérologies VIH, VHB, VHC pourront être réalisées.

Toutefois, si le patient refuse que soient réalisées ces sérologies ou si le patient source ne peut être identifié (cas des contaminations lors des transferts des déchets), seuls les éléments cliniques et des arguments épidémiologiques seront retenus.

Le niveau du risque infectieux évalué guidera la procédure de prise en charge au niveau des urgences, aussi bien diagnostique que prophylactique.

Parallèlement, un bilan sanguin sera réalisé sur le soignant accidenté.

Le bilan sanguin initial du soignant accidenté

Ce bilan a pour vocation d'apporter des compléments d'information sur son état clinique (numération sanguine, enzymes hépatiques, β-HCG si suspicion de grossesse, et uniquement si la mise sous traitement prophylactique a été évoquée). Il permet d'évaluer la couverture vaccinale pour l'hépatite B par dosage des anticorps anti-HBs et de connaître l'état sérologique du soignant lors de l'AES vis-à-vis du VIH et du VHC. Ces sérologies doivent être réalisées dans les huit jours qui suivent l'accident et constituent un argument essentiel en cas de séroconversion.

Les tubes de sang seront acheminés au laboratoire de l'établissement et les examens sont gratuits pour le soignant.

Par ailleurs, ces tubes ne doivent plus porter, comme il en a été l'habitude très longtemps, un signe distinctif tel qu'une pastille rouge. En effet, dans le cadre des précautions universelles pour les agents des laboratoires, il leur est demandé de considérer tout prélèvement comme suspect et, par conséquent, de s'entourer d'un maximum de précautions. Par ailleurs, certains auteurs vont jusqu'à soulever le fait que la présence de ces pastilles peut constituer une violation du secret médical.

La mise en route d'un traitement prophylactique

Le médecin des Urgences, ou le médecin désigné comme référent dans l'établissement pour la gestion des cas d'AES, voire le médecin du travail, décidera de la mise en route éventuelle d'un traitement prophylactique. Toutefois, il revient au médecin référent d'assurer le suivi du soignant accidenté si ce dernier se trouve dans des situations médicalement complexes ou que des antiviraux ont été prescrits.

La prophylaxie sera différente selon les pathologies concernées :

– *pour l'hépatite B* : protection par immunoglobulines spécifiques, si les anticorps anti-HBs sont insuffisants (Ac anti-HBs < 1O Ul) ou, si le sujet n'est pas vacciné, administration d'une dose de vaccin anti-VHB ;

– *pour l'hépatite C* : aucune prophylaxie n'est officiellement recommandée ; certains auteurs font référence à des procédures impliquant l'interféron. Aucune perspective de vaccin n'existe pour l'instant ;

– *pour le VIH* : la prophylaxie indiquée par les notes d'informations de 1995 et 1996 mobilisent des antiviraux. Selon le degré du risque infectieux, cette prophylaxie peut être soit monothérapique (Zidovudine : Retrovir®), soit bithérapique (Retrovir® et Lamivudine 3TC : Epivir®), ou trithérapique (association des deux antiviraux précédents avec un inhibiteur de protéase de type Crixivan®).

Elle devra impérativement être débutée au mieux dans la demi-heure, au plus tard dans les 4 heures qui suivent l'accident. La décision de la poursuite du traitement sera prise par le médecin référent de l'établissement à la vue des résultats des différentes investigations biologiques. En l'état actuel des connaissances scientifiques, la durée maximale du traitement, s'il est poursuivi, n'excède pas 4 semaines.

Les médicaments nécessaires à la mise en œuvre de cette prophylaxie doivent être disponibles d'une façon permanente aux urgences et en quantité suffisante pour assurer la couverture des 48 premières heures. Ils sont contenus dans la

« trousse prophylactique ». Ces trousses sont sous la responsabilité du pharmacien hospitalier.

Outre les médicaments, ces trousses doivent contenir des documents dont la liste a été arrêtée par les notes d'informations de 1995 et de 1996 :

– un protocole « conduite à tenir face à une personne victime d'un AES » : validé par l'ensemble des instances de l'établissement (CHSCT, CLIN, médecine du travail, CME), il reprend les étapes principales, le tableau prophylactique et indique les médecins référents de l'établissement et leur localisation (numéro de poste, plage de présence) ;

– un document reprenant les effets indésirables des médicaments pouvant être prescrits et les associations contre-indiquées. Ce document servira de support à l'information obligatoire du soignant avant toute administration de médicaments.

L'information du soignant accidenté

Outre les informations sur la procédure générale de prise en charge qui lui auront été données dès son arrivée dans le service, le soignant accidenté se verra informé sur les comportements à adopter en attendant les résultats sérologiques et cela jusqu'au 6e mois après l'accident, afin d'éviter que lui-même ne puisse contaminer un membre de son entourage. Ces recommandations porteront essentiellement sur l'usage du préservatif pour le VIH et l'interdiction de prêter des objets personnels tels que la brosse à dents et le rasoir pour le VIH et le VHC.

Si une prophylaxie anti-VIH est proposée à l'agent, celui-ci doit être informé de l'existence d'effets indésirables et d'une incertitude sur l'efficacité du traitement. Il lui appartient d'accepter le traitement ou de le refuser. Si l'agent désire des compléments d'information (par exemple en cas de grossesse) ou s'il a un doute quant à sa décision d'accepter le traitement, il est préférable qu'il entre en contact rapidement avec le médecin référent.

La déclaration administrative de l'AES

Elle doit être effectuée dans les 24 heures qui ont suivi l'accident pour les établissements de santé privés et 48 heures dans les établissements de santé publics.

Cette déclaration doit être établie selon les règles en vigueur dans l'établissement et respecter des critères de confidentialité. Il est à souligner que dans les établissements publics, les procédures sont différentes en fonction du statut des agents (titulaires ou contractuels).

La qualité de cette déclaration conditionne les démarches ultérieures d'imputabilité de l'AES au service, ce qui entraîne la gratuité des frais médicaux qui peuvent découler de l'accident (consultation, médicaments, pansements…). En cas de séroconversion et si l'imputabilité est reconnue, le soignant pourra prétendre, au titre du décret n° 84-492 du 22 juin 1984, à la reconnaissance de maladie professionnelle.

Le médecin du travail doit être informé dans les plus brefs délais de tout AES. C'est en général à l'administration que revient cette tâche.

Le suivi sérologique du soignant accidenté

Il sera réalisé par un médecin choisi par le soignant. Dans de nombreux établissements, c'est le médecin du travail qui se chargera de collecter les résultats et de rappeler au soignant les dates auxquelles il faut qu'il réalise les prélèvements.

Dans le cas où la sérologie VIH du soignant se positiverait, c'est le médecin responsable du soignant qui effectuera la déclaration obligatoire auprès du réseau national de santé publique.

Outre la première sérologie, qui doit être réalisée dans les 8 jours qui ont suvi l'AES, des sérologies VIH et VHC seront réalisées au 3e, puis au 6e mois post-AES.

Si, lors de l'accident, le soignant n'était pas vacciné contre l'hépatite B, un contrôle de ses anticorps anti-HBs et antigènes-HBs seront effectués au même rythme.

En fonction de la clinique du soignant accidenté (asthénie importante, arthralgie), des transaminases pourront être demandées qui viendront compléter le suivi pour l'hépatite C.

Le respect du calendrier des prélèvements est essentiel dans le cas où une séroconversion apparaîtrait, entraînant une procédure de reconnaissance de maladie professionnelle.

L'analyse des causes de l'accident

Un rapport est transmis au CLIN au CHSCT et à la médecine du travail sur les conditions de survenue de l'AES. Il revient à ces instances de l'analyser et d'étudier les moyens et les procédures à mettre en œuvre pour éviter de nouveaux accidents.

Conclusion

L'application des précautions universelles est une tâche et une responsabilité de tous les instants, qui concerne l'ensemble des professionnels de santé.

La prévalence des pathologies incriminées, leur extrême gravité et surtout l'absence à l'heure actuelle de tout traitement curatif efficace font que les AES ne sont pas des phénomènes à minimiser.

Bien que le « risque zéro » semble utopique, la mise en place de règles simples et de matériels de sécurité adaptés sont une première étape incontournable.

BIBLIOGRAPHIE

[1] Ministère de la Santé. Note d'information DGS/DH/DRT n° 81 du 25 septembre 1995, portant sur les mesures de prévention et conduite à tenir chez un professionnel de santé en cas d'accident avec exposition au sang ou un autre liquide.

[2] Ministère de la Santé. Note d'information DGS/DH/DRT n° 666 du 28 octobre 1996, portant sur les mesures de prévention et la conduite à tenir chez un professionnel de santé en cas d'accident avec exposition au sang ou un autre liquide avec un risque de contamination par le VIH.
[3] Travail Santé à l'hôpital. Les infections transmissibles par le sang. T'HOP. 1996 ; 2 : 1-20.
[4] Blanc P. Accidents d'exposition au sang et aux produits biologiques. Conduite à tenir au CHG d'Annonay. Document interne. Octobre 1996.
[5] Forestie-Auter V *et al.* Conduite à tenir en cas d'accident avec exposition au sang chez les professionnels de la santé. INRS 1997 ; 69 : 13-17.
[6] Vayssettes JM, Vaur D, Boudes C *et al.* Après l'accident d'expositon au sang. Presse Med 1997 ; 26 (11) : 517-518.
[7] Micoud M, Bouvet E et le GERES. Accidents d'exposition au sang du personnel de santé. Document laboratoire SmithKline Beecham. Nanterre : 1994.
[8] Erlinger S. L'hépatite C. Concours Med 1996 ; 118 (30) : 2024-2030.
[9] Tutin C. VIH : les chirurgiens se font du mauvais sang. [Abstract] Rhumatol 1997 ; 161 : 18-22.
[10] Raine MD. Les maladies transmissibles en tant que risques professionnels. INRS 1996 ; 68 : 337-340.

LES ACCIDENTS PROFESSIONNELS PAR L'INCENDIE DANS UN SERVICE D'ACCUEIL ET D'URGENCES

T. Barillère, N. Barbier, J. Le Marie, R. Rousselot

L'hôpital est perçu comme un milieu protecteur ; il assure la sécurité, observe une réglementation sévère concernant cette dernière en cas d'incendie et de risques de panique. Malgré cela, des accidents surviennent.

L'incendie est dramatique, redoutable. Il peut enclencher des accidents très graves, voire mortels. Qui n'a pas en mémoire un incendie, un début d'incendie dans un service d'Urgences, un établissement psychiatrique, un établissement pour personnes âgées ou un service hautement technique, comme ce fut le cas dans un service hospitalier italien fin octobre 1997 (qui fit 10 morts, dont une infirmière) ?

Le service d'Accueil et d'Urgences (SAU) est un service particulièrement exposé et par ce fait prédispose aux accidents professionnels. Le SAU se révèle en effet difficile à contrôler au niveau de la sécurité incendie.

Service d'Accueil et d'Urgences, Centre hospitalier universitaire, Nantes.

Les risques dans un SAU

Le SAU

Le risque incendie doit être une préoccupation capitale de tous les agents et responsables car les patients admis sont très vulnérables : enfants, personnes âgées, dépendantes, handicapées, sous assistance médicale... Les risques sont très variés et surviennent d'une manière imprévisible, favorisés par le caractère social du SAU. Nous accueillons toute personne, quelle qu'elle soit, 24 heures sur 24, 365 jours par an et nous pouvons être victimes de vandalisme, de dégradations, d'imprudences, comme ce malade psychiatrique portant un jerrican d'essence dans son sac à dos et sur le point d'allumer son briquet. De plus, l'architecture des lieux, la variété, la complexité et la sophistication des dispositifs médicaux et techniques ajoutent d'autres facteurs de risques.

L'accident professionnel

L'incendie menace les personnes : les soignants, les malades, les visiteurs... Il peut provoquer des accidents très graves : des brûlures sur le corps, aux poumons par les gaz brûlants, des intoxications au CO_2 par la toxicité des fumées ; il faut savoir que la fumée opaque aveugle, gêne la fuite des personnes et provoque l'obstruction des poumons. Lors d'un incendie, la fumée est souvent responsable des décès. Les conséquences se répercutent sur les victimes et l'entourage.

Les accidents professionnels par le feu se manifestent par des traumatismes en tout genre : des lésions cutanées, pulmonaires, des brûlures gravissimes, pouvant entraîner le décès. Ils peuvent être responsables de séquelles physiques, psychologiques, d'une invalidité et de handicaps.

La victime est atteinte physiquement et psychologiquement et l'entourage subit également un stress qu'il faut prendre en compte.

Exemple : un agent d'un service d'Urgences, victime d'un accident par le feu, grièvement brûlé, est resté 3 mois dans le service des grands brûlés et 2 ans en arrêt de travail. Après 2 années en mi-temps thérapeutique, il a repris son travail sur un poste adapté.

La prévention

Les bâtiments, la conception des locaux et le matériel de lutte contre l'incendie

Ils doivent répondre aux normes de sécurité. Celles-ci ont pour but de permettre l'évacuation du public, l'intervention des secours et de limiter la propagation de l'incendie.

Les moyens mis en œuvre concernent les matériaux choisis (ex. : MO ; incombustible, non inflammable), l'existence d'une détection incendie, d'un compartimentage, d'un système de désenfumage et d'asservissements.

La formation

Pour éviter à tout prix les risques de tels accidents, le personnel doit être formé.

Le but de cette formation est de permettre la prise de conscience des risques d'incendie dans le service, d'informer sur la conduite à tenir en cas de début d'incendie, d'expliquer le principe de mise en sécurité d'un immeuble. Le personnel doit connaître les circuits et les structures du bâtiment, le matériel de lutte contre l'incendie et son utilisation. Son objectif est également d'assurer la sécurité, celle du personnel, des malades, des visiteurs en cas de sinistre, d'enseigner les procédures d'alerte, de permettre une bonne connaissance des lieux.

La formation répond à des obligations réglementaires que sont les règles de sécurité du Code du travail et la circulaire ministérielle DH 12 n° 4 du 27 janvier 1994, relative à la protection des malades, du public et du personnel. Ce règlement porte sur les risques d'incendie et de panique dans les établissements. Tous les établissements doivent être mis en garde contre les dangers que présente un incendie dans un hôpital et être informés des consignes très précises en vue de limiter l'action du feu et d'assurer l'évacuation des malades. Ces objectifs sont particulièrement importants en service d'Urgences, en raison du turn-over du personnel, des patients et des visiteurs, et de l'éventuelle rapidité de propagation du feu et de ses effets.

Formation sur le site

Pour une meilleure formation du personnel des Urgences, une équipe d'agents composée de brancardiers et d'aide-soignants (dont un est pompier volontaire) s'est engagée à assurer des formations sur le site après avoir suivi elle-même une solide formation à la sécurité incendie auprès du service sécurité.

La formation porte sur la connaissance des circuits, l'utilisation des moyens de secours, les conduites à tenir en cas d'incendie. Elle se concrétise par des exercices pratiques avec le maniement des différents extincteurs, les équipements de secours, le maniement des obus d'oxygène.

Comprendre le mécanisme de l'incendie

L'incendie est une combustion qui se développe d'une manière incontrôlée dans le temps et dans l'espace. Cette combustion génère une grande quantité de chaleur, des fumées et des gaz polluants, voire toxiques. Le processus de combustion est une réaction chimique d'oxydation d'un combustible par un comburant généré par une source d'énergie, l'énergie émise favorisant le développement de l'incendie. Il se traduit par le triangle du feu (Fig. 1).

PRÉVENTION
- Suppression de la source de chaleur
- Interdiction de fumer
- Stockage des produits inflammables dans un local frais
- Contrôle des matériels électriques adaptés

Flamme
Chaleur
Étincelle
Frottement

SOURCE D'ÉNERGIE

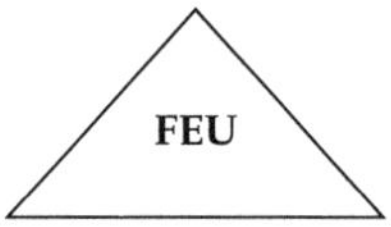

COMBURANT
- Oxygène
- Produits oxygénés (nitrates, chlorates, peroxydes)

COMBUSTIBLE
- Matériaux solides
- Poussières (AL, ZN)
- Liquides (acétone, éther, essence…)
- Gaz

PRÉVENTION
- Empêcher le contact avec le combustible
- Séparer les produits inflammables des comburants

PRÉVENTION
- Diminuer la concentration de gaz ou de liquide
- Tenir les locaux propres et rangés
- Stocker le minimum de produits
- Éloigner les combustibles de toute source ce chaleur
- Aérer correctement

Figure 1 – Le triangle du feu

Les causes d'incendie

Elles peuvent être techniques (liées aux installations et appareils vétustes et mal entretenus), humaines (par imprudence, négligence, malveillance, vandalisme, ignorance, non-application des règles de prévention et de protection), ou naturelles (secondaires à la foudre, la sécheresse avec le vent, la fermentation de végétaux).

Il faut savoir que, dans un hôpital, 70 % des incendies sont d'origine humaine et liés aux fumeurs (malgré le décret d'interdiction de fumer), à des erreurs ou imprudences. Les autres causes d'incendie sont d'origine électrique (23 %) ou indéterminée (7 %).

Découverte d'un début d'incendie

Garder son sang-froid

Il ne faut pas crier « Au feu ! » dans les circulations, paniquer, agir de façon à affoler les malades et les visiteurs.

Il faut, si possible, tenir les malades et les visiteurs hors de l'action de lutte et se remémorer rapidement les consignes concernant la protection, l'alerte, l'utilisation des extincteurs.

Donner l'alerte

Toute personne apercevant un début d'incendie doit prévenir l'équipe sécurité (tél. : 18 ou tél. direct sécurité). Elle précise alors l'établissement, le lieu, le numéro de téléphone, et la nature du feu.

Elle doit tenter d'attaquer le feu au moyen de l'extincteur spécifique et prévenir discrètement ses collègues.

Se protéger et protéger les malades

Le feu est dans un box, une salle d'examen ou dans une chambre : le soignant doit évacuer les malades, avec toutes les difficultés que cela peut comporter, pour les mettre ainsi que lui-même en sécurité ; il doit se protéger contre les effets, de la chaleur, de la fumée, des gaz toxiques et du manque d'oxygène.

Il doit refermer la porte en la calfeutrant éventuellement avec un linge humide ; il est important de ne pas oublier que la chaleur, les gaz chauds et la fumée montent : **l'air frais est près du sol**.

Fermer les portes

La fermeture des portes concerne celles du local concerné, des chambres ou salles d'examens, des circulations, des accès aux escaliers de secours, des locaux à risques… pour éviter la propagation du feu, des fumées et des gaz toxiques.

À cet effet, les portes maintenues ouvertes par des ventouses électromagnétiques se refermeront automatiquement et les portes des locaux à risque, équipées de ferme-portes, seront maintenues fermées en exploitation courante.

Ces portes assureront leur fonction coupe-feu et de protection si elles ne sont pas maintenues ouvertes par des cales ou tout autre artifice.

La responsabilité

Il est de notre devoir à tous de connaître et de respecter la réglementation en matière de sécurité. C'est également la mission du comité d'hygiène et de sécurité. Tout accident, tout sinistre doivent faire l'objet d'un rapport écrit remis par voie hiérarchique au directeur de l'établissement. Ce rapport doit être détaillé, précis, objectif, relatant les faits avec exactitude, indiquant la date, l'heure, le lieu de son apparition avec l'identification des personnes victimes, des personnes en cause, leur témoignage et leurs réactions.

Pour tout accident professionnel, une enquête est ouverte afin de déterminer la cause et d'évaluer les préjudices. La procédure juridique est systématique pour indemniser la victime ou la famille et sanctionner la personne responsable si l'origine du feu est humaine.

Conclusion

Afin d'éviter tout accident professionnel par le feu, retenons l'importance d'une prévention efficace avec un matériel en parfait état de marche et un personnel bien informé. Des contrôles obligatoires doivent être effectués pour veiller au respect des normes d'installation. Le respect des procédures et la rapidité d'alerte et d'intervention sont essentiels.

La sécurité est l'affaire de tous.

BIBLIOGRAPHIE

[1] Boissier Cl. Négligence : l'incendie pénalisé, Infirmière magazine ; 54 : 74.
[2] Hôpital, sécurité incendie : vers une adaptation. Objectif soins 1996 ; 41 : 18.
[3] La sécurité dans les établissements sanitaires et sociaux. Gestions Hospitalières 1988 ; 278 : 513.
[4] Sanchez. Le feu à l'hôpital : cela peut coûter cher. Soins 1988 ; 518 : 45.
[5] Leroux Y. Textiles « non feu » et risque d'incendie. Gestions hospitalières ; 297 : 522.
[6] Les services d'Urgences à l'hôpital et la gestion de la qualité et des risques. In : Gérer la qualité et les risques à l'hôpital, Anhoury P, Viens G, eds. Paris : Éditions ESF, 1994.

CHAPITRE XVI

PRÉVENTION DES LOMBALGIES

F. Desmyttère

La colonne vertébrale est soumise quotidiennement à des contraintes importantes, répétitives et souvent insoupçonnées. Le personnel soignant, tout comme le personnel administratif ou technique, néglige sa colonne malgré le travail dans un environnement plus propice à la prise de conscience. Ces contraintes sont en plus ajoutées à celles du domicile ou des activités de loisirs.

La colonne est une superbe mécanique que beaucoup d'ingénieurs seraient incapables de créer, voire de copier avec un cahier des charges identique. Ils devraient employer des pistons, des bras de levier démesurés, qui rendraient la vie fort difficile. En effet, notre colonne peut évoluer dans différents axes de mouvement et, de plus, elle peut supporter des poids considérables par rapport à sa taille. Il faut donc considérer ce bel outil comme un capital.

Cependant, ce capital acquis à la naissance est souvent très mal géré. Certains d'entre nous vont dépenser sans compter et vivre au-dessus de leurs moyens physiologiques. D'autres, plus prudents, feront de l'épargne afin de garder le plus long-

Service de Neurochirurgie, hôpital universitaire Érasme, 808, route de Lennik, B-1070, Bruxelles.

temps possible leur crédit de mouvements. Car, tout comme un véhicule qui n'est pas utilisé dans le respect des consignes du constructeur, la colonne peut se dégrader de façon dramatique.

Hélas, l'être humain ne pense à lui que lorsqu'il est trop tard. La phrase « si j'avais su… » revient souvent dans le discours du « lombalgique ». Le fumeur ne pense jamais au bronchiteux chronique qu'il peut devenir, le sédentaire n'a pas conscience des problèmes cardiaques qui le guettent.

L'employé de bureau, le maçon, le personnel soignant sont des « lombalgiques » en puissance.

Protéger sa colonne ne veut pas dire limiter ses activités physiques, bien au contraire. Il suffit, pour s'en convaincre, de regarder les jeunes enfants évoluer à un âge où l'imitation des adultes n'a pas encore gâché leur gestuelle. Ils s'accroupissent spontanément pour ramasser un objet au sol ou même pour jouer, dans un bac à sable par exemple. En position assise, leur dos est bien droit, sans la moindre déviation de la colonne. Pourtant, leurs parents, dans ce domaine, ne sont pas, pour la plupart, des exemples à suivre. Alors pourquoi les petits enfants ont-ils une gestuelle de protection ? La prévention du dos serait-elle innée ou s'agit-il plutôt d'un équilibre encore insuffisant ? Il est certain que la petite taille des pieds rend l'équilibre précaire et que la coordination gestuelle n'est pas encore suffisante.

Quoi qu'il en soit, l'accroupissement est une attitude tout à fait naturelle dans certaines cultures, voire dans certains métiers. Transportons-nous quelques instants en Inde ou dans les pays asiatiques pour retrouver ces artisans accroupis devant leur « atelier ». Ils travaillent des heures durant sans ressentir le besoin de se pencher jambes tendues.

La position « assis en tailleur » que certains d'entre nous ont pratiquée au cours de gymnastique, appelé alors cours d'éducation physique, est un autre exemple. Dans cette position, la colonne lombaire voit ses amplitudes de mouvement diminuer et, par conséquent, il en est de même de la longueur des bras de levier.

Revenons quelques instants sur les cours d'éducation physique. Il y a 20 ans, ces cours permettaient aux jeunes d'apprendre à connaître leur corps, à le situer dans l'espace, à en percevoir toutes les possibilités mais aussi toutes les limites. À cette époque, c'était l'école du geste, l'école du mouvement.

Aujourd'hui, l'éducation physique a été sacrifiée sur l'autel des restrictions budgétaires au profit de cours estimés plus importants. Nous sommes en train de préparer des générations d'handicapés de la colonne qui, eux-mêmes, voteront des lois pour développer les cours à haut rendement économique. La « génération Nintendo » développe ses réflexes mais pas sa musculature. Il est pourtant difficile de contrôler une colonne sans muscles.

La prévention de la lombalgie doit donc faire preuve d'une stratégie bien établie, afin de franchir le premier obstacle, l'indifférence.

La protection de la colonne doit passer par une phase d'information, une phase d'intégration et enfin une phase de pratique : l'information, pour connaître la structure et le fonctionnement de la colonne, car, pour protéger, il faut savoir pourquoi. L'intégration, c'est la phase de découverte du geste juste et qui protège. La pratique, pour expérimenter et acquérir la gestuelle de prévention qui deviendra automatique.

Car tout comme dans l'apprentissage de la conduite d'une voiture, il convient d'assimiler les gestes de base qui permettent de libérer l'esprit afin que celui-ci puisse travailler. Après plusieurs années de pratique, le conducteur d'un véhicule peut, hélas ! faire beaucoup trop de choses en roulant, utiliser un GSM, lire une carte routière, régler l'autoradio, etc. La pratique guidée permet donc d'encoder les gestes de prévention de la colonne lombaire.

Les principes fondamentaux de la prévention sont l'accroupissement et le verrouillage lombopelvien afin de garder les vertèbres immobiles en situation de stress.

Une colonne qui s'incline en verrouillage lombopelvien pivote autour des hanches, assurant aux vertèbres une immobilité contrôlée. Le sujet réalise ainsi un corset « intelligent ». Si les vertèbres ne bougent pas, les disques ne se déforment pas et ne peuvent donc pas migrer de manière pathologique vers des structures ligamentaires ou nerveuses.

En pliant les genoux, le sujet se rapproche du sol et peut ainsi ramasser un objet au sol. L'objet, quel qu'il soit, sera toujours remonté avec les puissants muscles des cuisses. Une alternative possible à cette technique est le contre-appui, qui permet également de contrôler valablement sa colonne dans l'espace. Par exemple, lors de l'inclinaison du tronc avec contre-appui d'une main sur un coin de table pour ramasser un crayon, l'accroupissement sera encore plus naturel.

Mais la prévention doit être de tous les instants, en quittant son lit, en se brossant les dents, en sortant un enfant de son lit, en repassant, en nettoyant, dans tous les gestes de la vie, la prévention économise la colonne.

Il est parfois très facile de transformer une situation à risque en une situation où le danger sera contrôlé, voire supprimé. Ainsi, le repassage avec un repose-pieds permet à la colonne d'effectuer le même travail avec une charge lombaire mieux répartie. L'enlèvement de quatre barreaux à un lit-cage permet à l'enfant de quitter celui-ci sans pour autant modifier de façon complète sa fonction. Et cette modification permet à l'adulte de ne plus devoir réaliser un effort inutile pour sortir l'enfant du lit.

Blocage ne veut pas dire dos raide, il faut donc garder le dos le plus souple possible. C'est pourquoi une gymnastique d'entretien s'avère utile pour garder la souplesse de l'enfance. Il n'est pas pour autant nécessaire de transformer la maison en « centre de fitness », un tapis de sol suffit. Idéalement pratiquée tous les jours, cette gymnastique permet de sortir du schéma de blocage conscient de la colonne. Les dérotations de ceinture en position couchée entretiennent les possibilités de mobilité des vertèbres sans que celles-ci ne soient soumises à la pesanteur. Les étirements des hanches assurent la conservation de l'adaptation de la position des membres inférieurs à toutes les situations de stress lombaire, nouer des lacets par exemple. La position du dos du chat assure un étirement lent et agréable des muscles de la colonne, un assouplissement des structures ligamentaires et articulaires.

Lors de l'apprentissage des différentes techniques, le sujet apprend également à se connaître et donc à connaître ses limites. Il n'y a pas de honte à demander de l'aide pour soulever une charge lourde, le « suicide vertébral » existe, je l'ai rencontré.

Il est difficile de protéger l'homme contre lui-même, mais il faut pourtant y parvenir au risque de voir les générations futures usées avant l'âge. L'accident sera toujours pour le voisin, jamais pour le sujet lui-même. Pourtant, les erreurs accumulées au cours des années risquent de peser lourd dans la balance, lorsque celle-ci penchera du mauvais côté.

Il n'est donc pas trop tard pour réagir et prendre sa colonne en charge.

Pliez vos genoux et bloquez votre colonne. Pratiquez une gymnastique d'entretien. Faites appel à d'autres personnes si la situation le nécessite. Sachez connaître vos limites. Mais surtout soyez tenace et patient.

Lorsque la gestuelle sera automatisée, elle ne sera plus une corvée mais une protection inconsciente des structures vertébrales. Elle sera l'expression d'un nouveau schéma corporel qui intégrera la défense et la protection de la colonne. Dans une voiture, la ceinture de sécurité vous protège des conséquences d'un accident, la prévention de la colonne vous protège de l'accident lombaire.

Le mal au dos n'est pas une fatalité, encore faut-il vouloir le prévenir.

6. Statuts de l'assistant socioéducatif et profils de poste

Coordonnateur :

M. Darley

L'ASSISTANT SOCIOÉDUCATIF AU SERVICE D'ACCUEIL ET D'URGENCE : STATUT ET MODE D'EMPLOI

C. Coquoin*, F. Duges**, A. Graziana**, V. Le Roy**

Dans les siècles passés, la fonction de l'hôpital était essentiellement sociale. Seuls les hôpitaux militaires réalisaient des soins et avaient la prétention de guérir. « Le service social a fait son entrée à l'hôpital quand celui-ci a commencé à perdre sa fonction d'accueil des déshérités. » [1]

C'est à la fin du XIXe siècle que les médecins demandent à ce que les assistantes sociales les aident *à améliorer leur prise en charge médicale.*

Dès 1905, le docteur Cabot fait entrer à l'hôpital de Boston une assistante sociale salariée, qui posera *le diagnostic social* alors que le médecin pose le diagnostic médical. Il est relayé en France par le professeur Marfan, qui lance avec l'accord de l'Assistance publique le premier service social hospitalier en 1913. Le service social aura été traversé depuis par des courants divers, mais « quoi qu'il en soit, en dépit de tous ces mouvements, le travail social repose sur un certain nombre de principes et de connaissances : le concept de l'unité psychosociale de l'individu, la compréhension psychologique propre à la situation d'aide et la connaissance des ressources, c'est-à-dire la loi, les droits, le milieu, les partenaires » [2].

* Centre hospitalier universitaire, 5, avenue Foch, 29609 Brest cedex.
** Centre hospitalier universitaire, boulevard Tanguy-Prigent, 29609 Brest cedex.

Il faudra attendre 1993, soit 80 ans, pour que l'entrée des assistants de service social dans le statut de la fonction publique hospitalière soit ratifiée par décret : le décret du 26 mars 1993, complété de la circulaire du 20 décembre 1993, détermine les missions du service socioéducatif à l'hôpital.

Le service socioéducatif dépend de la direction de l'établissement. Il est encadré par un cadre socioéducatif, qui a pour mission de « participer à la définition des orientations relatives à la collaboration avec les familles et les institutions » et « d'affirmer l'identité de l'équipe socioéducative, notamment dans le secteur sanitaire ».

Les assistants socioéducatifs exercent leur fonction dans deux emplois différents : les éducateurs spécialisés et les assistants de service social. Ils ont en commun plusieurs missions :

1) Une mission de participation aux objectifs de l'établissement :

« Ils participent à l'élaboration et la mise en œuvre du projet d'établissement ainsi que des projets sociaux et éducatifs. »

« Ils participent à l'élaboration du rapport d'activité du Service socioéducatif. »

Ils participent comme l'ensemble du personnel du CHU à la formation et à l'enseignement.

2) Une mission d'évaluation :

« Dans le respect des personnes, ils recherchent les causes qui compromettent leur équilibre psychologique, économique ou social. »

3) Une mission d'aide :

« Ils ont pour mission d'aider les personnes, les familles ou les groupes qui connaissent des difficultés sociales à retrouver leur autonomie, et de faciliter leur insertion. »

Les éducateurs spécialisés

En plus de ces missions communes, les éducateurs spécialisés ont une mission de participation « en liaison avec les familles, à l'éducation des enfants ou adolescents en difficulté d'insertion et sont chargés du soutien des personnes handicapées, inadaptées ou en voie d'inadaptation. Ils concourent à leur insertion scolaire, sociale et professionnelle aux moyens de techniques et activités appropriées ».

Les assistants de service social

Les textes complètent les trois missions communes par des missions particulières aux assistants de service social :

– **une mission de conseil et d'orientation** : « Ils ont pour mission de conseiller, d'orienter et de soutenir les personnes accueillies et leur famille, et de les aider dans leurs démarches et d'informer les services dont ils relèvent pour l'instruction d'une mesure d'action sociale » ;

– **une mission de prévention :** « Ils apportent leur concours à toute action susceptible de prévenir les difficultés sociales ou médicosociales rencontrées par la population ou d'y remédier » ;
– **une mission de coordination :** « Ils assurent, dans l'intérêt de ces personnes, la coordination avec d'autres institutions ou services sociaux et médicosociaux ».

Outre les textes fondamentaux de 1993, plusieurs textes successifs cadrent l'action du Service social en tant que tel : le Code de déontologie de l'ANAS ; les dispositions du Code pénal 226-13 et 226-14 sur le secret professionnel ; la charte du patient hospitalisé ; la circulaire du 14 mai 1991 relative à l'amélioration des services d'Accueil des Urgences.

Cette dernière circulaire se donnait comme objectif « de garantir aux usagers un service d'Accueil et d'Urgences offrant la qualité et la sécurité ». Quatre principes constituent les fondements de cette politique en matière d'urgence hospitalière :

1) assurer une présence médicale constante et qualifiée ;
2) exiger l'équipement médicotechnique minimal ;
3) réaliser une prise en charge globale des malades portant sur la dimension des soins et la dimension sociale ;
4) humaniser les conditions d'accueil.

Bien entendu, c'est sur ces deux derniers chapitres que l'on situe le rôle du travailleur social aux Urgences.

Les personnes s'adressent aux Urgences de l'hôpital pour un symptôme ou une souffrance. L'évaluation médicale est primordiale, mais le symptôme seul ne peut entraîner un traitement médical identique à celui qui sera adapté au contexte de vie de la personne. Les répercussions seront différentes s'il s'agit d'un retraité isolé, d'un cadre supérieur qui vit en famille, d'un SDF ou d'une mère de famille. Chacune de ces situations va entraîner des modalités de sortie variées et des accompagnements appropriés.

Chaque personne accueillie aux Urgences attend du service, ce qui est légitime, la prise en compte de son symptôme mais, avant tout, de sa personne. Le service doit répondre à la fois à la demande et aux besoins de la personne. Le service social peut aider à réaliser un accueil individualisé, mais il est une des composantes de l'équipe pluridisciplinaire et pluriprofessionnelle. La circulaire de mai 1991 précise très justement son rôle : « contact d'aide personnelle ou psychologique avec le patient et son entourage à l'arrivée ou au cours de la prise en charge, mise en œuvre de la suite du traitement médical, organisation du retour ou orientation en concertation avec l'équipe soignante. Il le fait après évaluation avec le médecin et le personnel infirmier et prête son concours au médecin responsable du service pour les décisions et actions touchant les enfants en danger ou maltraités, reçus en urgence ».

Dans le cadre de cette législation, nous aborderons la particularité du travail de l'assistant de service social dans un service d'Accueil et d'Urgences. Il ne peut se situer que dans un travail d'équipe. Dans ce service, c'est un principe essentiel afin d'éviter un certain nombre de dysfonctionnements inévitables si chaque professionnel ne se fie qu'à son propre regard :
– rejet de certains patients : stigmatisation des situations répétées (le SDF qui vient cinq fois par semaine, ce n'est pas pour moi, c'est pour l'autre…) ;

– regard univoque sur la plaie à suturer sans se poser le problème de la chute et de son contexte ;
– discours pris au premier degré d'une famille ou interprété trop rapidement (ils viennent « se décharger du vieux »)...

Le travail avec l'équipe d'accueil se conçoit de l'arrivée à la sortie. Le projet du service de soins infirmiers du CHU de Brest est de « préparer la sortie des patients ». L'assistant de service social apporte son regard particulier qui, comme celui des autres, va enrichir l'évaluation et permettre de prendre l'orientation la plus juste possible.

Que va regarder l'assistant de service social et comment ?

Hormis le cas particulier de personnes en danger, il ne travaillera qu'avec l'accord de la personne accueillie, le plus souvent à la demande des soignants.

Il aura continuellement présent à l'esprit :
– le milieu de vie de la personne, son entourage, sa famille ;
– les conséquences de la pathologie sur son autonomie, sa vie sociale et professionnelle ;
– ses droits ou l'absence de droits ainsi que ses capacités à utiliser les droits sociaux et à assurer la continuité de ses soins ;
– les réactions et les interactions des différents intervenants ainsi que les ressources du milieu intrahospitalier et extrahospitalier.

Bien entendu, si certains de ces aspects seront évalués par l'équipe soignante, l'assistant de service social a en charge d'apprécier l'ensemble de ces domaines.

Que va faire l'assistant de service social et comment ?

À partir de cette évaluation, il va travailler en constante interaction avec l'équipe de l'accueil du service des Urgences. Les échanges vont souvent se faire « entre deux portes », dans un box, au mieux dans un bureau : ce sont les conditions de travail des Urgences, auxquelles les assistants sociaux ont eu parfois du mal à s'adapter.
– Il doit pouvoir bénéficier d'un lieu correct pour accueillir les personnes malades ou leur famille, un téléphone, une documentation à jour, est une base indispensable.
– Il doit avoir une connaissance concrète des relais possibles dans la cité. L'assistant social des Urgences doit cultiver ce réseau souvent très étendu, les problèmes rencontrés étant variables et très divers ; il doit bien le connaître, respecter les missions des autres, jouer toujours la transparence dans le respect du secret professionnel (ce qui

est parfois un tour de force) et instaurer une relation de confiance entre l'accueil des Urgences et ses partenaires du secteur social.
– Il doit avoir un accès immédiat au dossier social du patient qui a pu être constitué lors d'un séjour précédent, grâce à l'informatique, aujourd'hui indispensable.
– Il doit pouvoir compter sur une équipe de service social qui puisse être un ressourcement, tant sur le plan des valeurs que celui de la pratique et des connaissances, et qui puisse le relayer en cas d'absence. Notre philosophie est qu'un assistant social ne doit pas travailler à temps plein aux Urgences si l'on veut qu'il garde bien le sens des réalités et du temps. « La notion de temps n'est pas la même dans l'urgence et dans le travail social » [3]. Cette équipe de service social va aussi confronter les problèmes rencontrés par les patients et agir directement auprès des instances internes ou externes, avec un pouvoir de décision pour réduire les manques ou les dysfonctionnements.

Avec ces outils, dont le principal est sa capacité à entrer en relation avec les personnes, l'assistant de service social va écouter, conseiller et soutenir, informer, aider à formuler les difficultés et rechercher les solutions, mettre en place ou aider à mettre en place les droits et contacter les partenaires, favoriser la prise en charge des relais possibles, s'assurer de la fiabilité de ces relais et se mettre à leur disposition en cas de problème pour être reconnu comme acteur du réseau.

Il va effectivement avec l'équipe, avec le patient et sa famille permettre de choisir l'orientation la plus adaptée, celle qui va permettre de résoudre au mieux le problème du moment en anticipant sur l'avenir pour éviter qu'il ne se pose à nouveau.

Ce travail en équipe fait évoluer le regard de chacun et affine la perception des problèmes, la connaissance des champs d'intervention des autres et leurs limites. Ce qui ne veut pas dire que tous sont capables de faire la même chose, mais que tous sont capables dans l'action d'intégrer les dimensions différentes de chacun.

La présence de l'assistant de service social permet, symboliquement et concrètement, aux autres professionnels, d'intégrer la dimension du social de manière positive. Le travail en équipe permet aussi aux assistants de service social de mieux connaître et de mieux interpeller les soignants sur des signes d'appel ne relevant pas de leurs compétences et repérés pendant les entretiens avec les patients et leur famille. La contrepartie, c'est effectivement d'identifier des problèmes qui, sinon, seraient passés inaperçus, ce qui aurait simplifié la décision pour les soignants.

Ne pas regarder ce que l'on ne veut pas voir parce que l'on ne trouve pas de réponses adaptées est une tentation très forte lorsque l'on doit traiter plusieurs situations en même temps et que l'on doit juger rapidement des priorités. Mais l'exigence de la qualité de la réponse doit prédominer pour un service d'Accueil et d'Urgences digne de ce nom.

Pour tous les membres de ces services qui travaillent avec des assistants de service social, deux attitudes sont des contresens qui bloqueraient l'efficacité de la collaboration : l'assistant social « sur ordonnance » et le jeu de la « patate chaude ».

Dans un service d'Accueil et d'Urgences, qui consiste à remettre à « l'autre » très vite et souvent sans préalable la responsabilité d'une situation difficile. Le travail doit être centré sur la personne accueillie ; l'évaluation des différents professionnels est fondamentale pour que l'orientation corresponde réellement aux besoins.

Tout ne se résout pas dans l'urgence. L'assistant de service social de l'Accueil connaît les limites du temps qui lui est imparti. Toutefois, ce travail social peut être une véritable opportunité de changement pour les personnes, qui expriment souvent dans ce contexte une demande d'aide importante. L'accueil aux Urgences, moment de « crise » et souvent moment privilégié d'échanges, est l'occasion de remobiliser le réseau primaire et secondaire et de réaliser des articulations efficaces avec les dispositifs sociaux.

Nouveau métier dans l'hôpital, le travail social à l'accueil cherche encore ses repères. Au nom de l'urgence, tout n'est pas possible. Ses références de qualité se bâtissent au fur et à mesure des années. Les usagers du service public sont en droit d'attendre d'un service d'Accueil et d'Urgences qu'il « réalise une prise en charge globale des malades portant sur la dimension des soins et la dimension sociale » dans le respect des droits et de sa vie privée.

BIBLIOGRAPHIE

[1] Laedlein-Greilsammer CM. Le service social hospitalier : mythe ou réalité, 1991. Université de Strasbourg, diplôme 2e cycle.

[2] Gabel M. Travail social. In : Dictionnaire de psychopathologie (à paraître).

[3] Garcette Ch. Intervention au forum des acteurs de l'urgence sociale, organisé par la FNARS. Lyon : 30 et 31 octobre 1997.

[4] Houver J. Le service social. In : La réhabilitation psychosociale en psychiatrie, sous la direction de G. Vidon. Paris : Frison-Roche, 1997.

[5] Ward J. Santé : intervention sociale. Paris : Masson, 1997.

CHAPITRE XVIII

PROFIL DE POSTE DE L'ASSISTANTE SOCIALE DU SERVICE DES URGENCES

Service social des malades

La circulaire ministérielle n° DH 4 B/BG, 5 3 E/91-34 du 14 mai 1991, relative à l'amélioration des services d'Accueil des Urgences dans les établissements hospitaliers, a déterminé la création d'un poste d'assistante sociale au sein du service des Urgences.

Le service des Urgences est un lieu d'action précoce pour le service social hospitalier. Il a pour objectif, d'une part, de travailler en complémentarité avec le personnel soignant pour réaliser une prise en charge globale des malades en intégrant leur dimension sociale, d'autre part, de créer le lien avec les services administratifs pour faciliter l'égalité d'accès aux soins.

L'assistante sociale exerce ses fonctions exclusivement à l'intérieur et pour le service des Urgences et le service d'hospitalisation de courte durée.

Elle intervient auprès des patients après le passage des médecins et de l'agent administratif chaque fois que leur situation le nécessite.

Hôpital Saint-Roch, 5, rue Pierre-Dévoluy, 06000 Nice.

Elle a pour mission d'accueillir, d'informer, d'orienter, de soutenir les malades et leur famille.

Son rôle est de mettre en œuvre un projet d'aide à court terme, adapté à l'état de chacun et aux possibilités de l'environnement. Il est également d'aider les patients dans leurs démarches et d'apporter une aide administrative et juridique.

Elle apporte son concours à toute action susceptible de prévenir les difficultés sociales ou médicosociales en étant en relation avec les services médicaux et les autres services sociaux.

Elle sert d'intermédiaire entre le malade, sa famille, l'équipe médicale et l'administration hospitalière.

En conclusion, l'assistante sociale contribue à soulager le malade d'un problème social souvent déclenché par la maladie.

Accueillir, écouter

L'assistante sociale doit spontanément s'inquiéter du devenir des personnes dont on n'a pu joindre la famille (parce qu'elle n'est pas joignable ou parce qu'elle n'existe pas) ou dont la famille ne s'est pas manifestée.

Informer

Elle doit informer les patients sur le plan administratif, des possibilités de prise en charge et d'aides financières (diverses allocations, retraite, aide sociale, Sécurité sociale...). L'information portera également sur les structures d'aides : aide ménagère, aide aux mères, repas à domicile, SOS femme battue, maintien à domicile, maisons de retraite et de repos...

Orienter

En fonction de l'état médical et des besoins du malade, différentes orientations sont possibles :

– retour à domicile en liaison avec l'assistante sociale de secteur et le service de maintien à domicile : aide ménagère, repas à domicile, autres organismes d'aide, asile de nuit...) ;

– renvoi sur les structures du CHUN (moyen séjour) ;

– renvoi sur les établissements hors CHUN (si hospitalisation supérieure à 24 heures : maison de repos, de retraite ou autres...).

Soutenir

Le soutien repose sur l'établissement d'une relation d'aide personnelle ou psychologique avec le patient et/ou son entourage à l'arrivée et au cours de la prise en charge.

Le projet d'aide

À court terme, au service des Urgences, il s'agit d'orienter, d'informer et de soutenir. Le projet d'aide reprend les différentes rubriques énumérées plus haut dans le but de trouver la solution adaptée au patient.

L'aide administrative et juridique

L'assistante sociale, en liaison avec le service d'admission et les familles, aide à la régularisation des dossiers de prise en charge, en effectuant les démarches auprès des organismes concernés. Les demandes de dossiers d'aides financières (invalidité, ACTP, AAH...) ne pourront être effectuées dans le service des Urgences, mais uniquement dans le cadre d'une hospitalisation d'une certaine durée. Il est souhaitable que l'assistante sociale ait à sa disposition un annuaire détaillé des services et établissements sociaux et médicaux de la région et un fichier documentaire.

La prévention

La prévention porte sur différents risques : alcoolisme, sida, réhospitalisations fréquentes, problèmes de maltraitance d'enfants...

Le rôle d'intermédiaire

L'assistante sociale est un agent de liaison et elle a un rôle de synthèse entre l'administration, l'équipe médicale, les familles et les structures extérieures. Elle est en liaison régulière avec les autres partenaires sociaux.

Les conditions de travail et de fonctionnement au service des Urgences

Un bureau personnel est nécessaire, équipé d'un téléphone national et international non limité dans le temps, d'un fax, d'un Minitel et d'une photocopieuse. La possibilité de bénéficier d'un secrétariat est souhaitable.

Les horaires doivent être calqués sur ceux des partenaires extrahospitaliers pour une meilleure efficacité (soit 9 h-17 h, soit 10 h 18 h). À Nice, les horaires de travail sont les suivants : 10 h 30 à 18 h 30 et les week-ends et jours fériés, 12 h 30 à 20 h 30.

Il est à préciser que toutes les tâches et les fonctions décrites ci-dessus sont propres à toutes les assistantes sociales hospitalières, qu'elles travaillent au service des Urgences ou en service de soins, et que leur mise en œuvre dépend de la durée d'hospitalisation du patient.